Evelyne Holzapfel/Pierre Crépon/Claude Philippe

# Magnet-Therapie

Evelyne Holzapfel/Pierre Crépon/Claude Philippe

# Magnet-Therapie

## Eine neue Behandlungsmethode vereint die heilenden Kräfte von Magnetismus und Akupunktur

Hermann Bauer Verlag
Freiburg im Breisgau

CIP-Kurztitelaufnahme der Deutschen Bibliothek

Holzapfel, Evelyne:
Magnet-Therapie: e. neue Behandlungsmethode vereint d. heilenden Kräfte von Magnetismus u. Akupunktur / Evelyne Holzapfel, Pierre Crépon u. Claude Philippe. (Dt. von Ulla Schuler.)
Freiburg im Breisgau: Bauer, 1982.
Einheitssacht.: La magnéto-thérapie ⟨dt.⟩
ISBN 3-7626-0267-0
NE: Crépon, Pierre; Philippe, Claude

Deutsch von Ulla Schuler, Frankfurt.

Die französische Originalausgabe erschien 1981
unter dem Titel
*La magnéto-thérapie*
bei Editions Retz, Paris


Mit 114 Zeichnungen von Véronique Moulonguet.

1982
ISBN 3-7626-0267-0

Satz: Bauer & Bökeler Filmsatz GmbH, Denkendorf.
Druck: Zobrist & Hof AG, Pratteln/Schweiz.
Bindung: Walter Verlag GmbH, Buchbinderei, Heitersheim.
Printed in Switzerland.

# Inhalt

Praktischer Teil

# Magnetismus

## Kleiner geschichtlicher Rückblick

Glaubt man der Legende, dann sind die Eigenschaften von Magneten schon seit Magnes bekannt, einem griechischen Hirten, der ihre Anziehungskraft zufällig entdeckte. Als er eines Tages seine Schafe hütete, kam er an einem großen Felsen vorüber und beobachtete, daß sein eisenbewehrter Hirtenstab von einer unbekannten Kraft gegen den Fels gezogen wurde. Er hatte größte Mühe, den Stab von dem Gestein zu entfernen. Dieser Felsen wurde Magnes-Stein genannt, das ist unser Magneteisenstein. Es heißt, daß der überraschte Magnes sich diese Kraft zunutze machen wollte und zu diesem Zweck Stückchen von dem Fels in seine Schuhe hineintat . . . Das ermöglichte ihm, große Strecken zu Fuß zurückzulegen, ohne zu ermüden.

Eine hübsche Geschichte – aber in Wirklichkeit reicht die Anwendung von Magneten zu therapeutischen Zwecken wesentlich weiter zurück als in die Zeit der griechischen Antike.

Tatsächlich scheinen die meisten alten Kulturen, insbesondere die chinesische, indische, ägyptische, arabische und hebräische, den Gebrauch natürlicher Magnete gekannt zu haben. Sie wurden vor allem zur Herstellung von Amuletten verwendet. Diese hatten ohne Zweifel den Zweck, die Gesundheit zu schützen und schlechte Einflüsse von den Amuletträgern fernzuhalten.

In der Ära der Geschichtsschreibung war Aristoteles (im 3. Jahrhundert v.d.Z.) der erste, der die therapeutischen Eigenschaften natürlicher Magnete beschrieb; er nannte sie »weiße Magnete«.

Im ersten Jahrhundert unserer Zeitrechnung berichtet Plinius über die Anwendung von Magneten bei Augenkrankheiten. Galenus preist im 3. Jahrhundert die günstigen Eigenschaften von

Magneten bei Verstopfung. Der französische Arzt und Philosoph Marcel empfiehlt im 4. Jahrhundert am Hals getragene Magnete zur Linderung von Kopfschmerzen.

Alexander von Tralles wandte im 6. Jahrhundert Magnete auch bei Gelenkschmerzen an und Avicenna im 11. Jahrhundert bei Melancholie. Um die gleiche Zeit behauptet Albertus Magnus, daß Magnete eine starke und heilkräftige Wirkung auf den Organismus ausüben.

Anscheinend wurden Magnete fast ununterbrochen bis ins 16. Jahrhundert benutzt. Jedenfalls weist noch Paracelsus darauf hin. Er scheint der erste gewesen zu sein, der den Begriff der Polarität gebrauchte. Obgleich seine Angaben eher verschwommen sind, läßt er sich eindeutig darüber aus, daß er je nach dem gewünschten Effekt den einen oder den anderen Magnetpol benutzt.

Der berühmte deutsche Jesuit und Gelehrte Kircher veröffentlicht eine wahre Flut von Arbeiten über Magnete und vor allem über *Magnetismus medicinalium,* worin er uns über die ständige Anwendung von Magneten seit dem tiefsten Altertum unterrichtet. Er beschreibt die angewandten Methoden und die erzielten Ergebnisse.

In der Folge fahren zahlreiche Ärzte und Gelehrte fort, Magnete zu verwenden und über das Thema zu publizieren. Pater Hell, ein berühmter Astronom, stellte Magnete in verschiedenen Formen her, die den Gliedmaßen angepaßt werden konnten.

Im 18. Jahrhundert untersucht der Abbé Le Noble, Domherr zu Verneuil-sur-Seine, eingehend die Anwendung von Magneten bei der Behandlung verschiedener Krankheiten. 1777 veröffentlicht er bei der Société Royale de Médecine (Königliche Medizinische Gesellschaft) einen Erfahrungsbericht über seine Arbeit. Diese Gesellschaft beauftragt die beiden Gelehrten Audry und Thouret, »die Wirksamkeit von Magneten bei der Behandlung von Krankheiten nachzuweisen«. Die beiden Prüfer entledigen sich ihrer Aufgabe mit äußerster Gründlichkeit. Der ausführliche Bericht, den sie publizieren, enthält nicht nur die Zusammenfassung der Erfahrungen mit den Krankheiten, sondern auch eine wichtige Aufstellung der vorausgegangenen Untersuchungen. Die Schlußfolgerungen aus diesem Bericht sind so günstig für die »neuartige Behandlungsmethode«, daß der einzige Vorbehalt, den Audry und Thouret äußern, sich auf das Risiko bezieht, es könne daraus ein Allheilmittel werden: »Es erscheint sehr naheliegend, daß Magnete eines Tages in der Medizin von ebenso großem, zumindest aber ebenso realem Nutzen sein werden wie heute in der Physik«, schließen sie in ihrem Bericht.

Es ist interessant festzustellen, daß die Société Royale de Médecine, die den Untersuchungsbericht von Audry und Thouret veranlaßt hat, einige Jahre später den animalischen Magnetismus verurteilte, dessen Vorkämpfer Mesmer werden sollte.

Sechs Jahre später verfaßten dieselben Prüfer für die Société-Royale de Médecine einen zweiten Bericht, der einundsechzig neue Fälle von Heilungen durch Magnetanwendung enthielt. Eydam publiziert 1843 eine Doktorarbeit über »Die Anwendung eines Magnetfeldes am menschlichen Körper zu therapeutischen Zwecken«. Maggiorani berichtet 1869 über gute Ergebnisse mit der Anwendung von Magnetfeldern am menschlichen Körper bei Patienten mit Hysterie, Ataxie (= gestörte Koordination der Muskelbewegungen) und Diabetes. Charcot und Renard nutzen 1878 die Wirkung magnetischer Felder bei der Behandlung der Hysterie.

In seiner »Bibliographie der biologischen Wirkungen magnetischer Felder« zitiert Paul Spiegler (1962) weitere zahlreiche Arbeiten von 1900 bis in unsere Zeit. Er scheint freilich die interessanten Publikationen der französischen Naturheilärzte Hector-Henri und Gaston Durville von 1900 bis ca. 1930, ebenso auch nicht die Arbeiten von Dr. Leprince gekannt zu haben.

## Magnete und magnetische Felder

Der Felsen, der die Eisenspitze vom Hirtenstab des Magnes anzog, bestand aus ferromagnetischen Mineralien. Hierbei handelt es sich oft um vulkanisches Gestein. Die bei einem Vulkanausbruch abfließende Lava erstarrt langsam und wird dann vom Erdmagnetfeld angereichert. Nachdem die Lava erkaltet ist, hat sie einen gewissen Vorrat an magnetischer Energie gespeichert.

Die bedeutendsten Lager von ferromagnetischen Mineralien befinden sich in der Arktis, nördlich von Schweden, in Finnland, Grönland und Sibirien.

Die geheimnisvolle Kraft, die in den natürlichen Magneten enthalten ist, scheint den Menschen fasziniert zu haben, seit er sie entdeckte. Sicher hat der Mensch in der Vorstellung, sich diese Kraft zu eigen zu machen, Amulette und Schmuckstücke hergestellt, die Bruchstücke natürlicher Magnete enthielten. Wir werden sehen, daß dieser Glaube, der damals auf Intuition und Beobachtung gründete, nicht so unsinnig war, wie man annehmen möchte. Heutzutage werden ferromagnetische Mineralien oder natürliche Magnete als solche praktisch nicht mehr verwendet. Es werden künstliche Magnete bevorzugt, vor allem, weil sie bei gleicher Größe viel stärker wirken.

Einen Magnet herzustellen, ist einfach. Ausgangsmaterial ist ein Stück Eisen oder Stahl, das man in eine isolierte Spule elektrischen Leitungsdrahtes setzt, oder man kann auch isolierten Leitungsdraht mehrfach um einen Nagel wickeln. Die Drahtenden schließt man ca. zehn Sekunden an eine gewöhnliche Batterie an. Danach ist das Eisenstück magnetisiert.

## Das Erdmagnetfeld

Die Erde verhält sich wie ein großer kugelförmiger Magnet mit einem Nordpol (= Minuspol) und einem Südpol (= Pluspol), zwischen denen die Energie des Magnetfeldes zirkuliert. Heute wissen wir, daß dieses Feld nicht konstant ist, sondern sich im Laufe der Erdgeschichte verändert hat.

Eine Reihe von Gelehrten, hauptsächlich die Professoren Kawai und Rikitake in Japan, behaupten, die Intensität des Erdmagnetfeldes nehme kontinuierlich ab. Kawai »schätzt, daß die Stärke des Erdmagnetfeldes im Laufe der letzten fünfhundert Jahre um 50 Prozent und in den vergangenen hundert Jahren um 5 Prozent abgenommen hat.« Diese Behauptungen werden indes von anderen Forschergruppen bestätigt, denen zufolge sich das Erdmagnetfeld zur Zeit auf einem niedrigen Niveau befindet, aber in den kommenden Jahrhunderten wieder stärker werden könnte.

Doktor Prime vom Amerikanischen Institut für Geologie, der die 1906 von dem französischen Physiker Brunhes begonnenen Arbeiten wiederaufnahm, untersuchte vulkanische Lava an den Ausläufern mehrerer Vulkane. Brunhes hatte entdeckt, daß die Kraftlinien im Inneren von Magnetgestein in bezug auf die Nord-Südachse ihre Richtung veränderten. Abhängig von der Tiefe, in der diese Linien im Gestein verliefen, konnte er feststellen, zu welchem Zeitpunkt diese Richtungsänderungen entstanden waren. So wies er nach, daß sich die magnetischen Pole der Erde im Laufe der Geschichte etliche Male umgekehrt hatten.

Mit Hilfe der Carbon-14-Methode konnte Prime genau datieren, wann diese Polumkehrungen stattgefunden hatten. Neue Arbeiten an Fossilien von Wasser- und Landtieren, die durch Kohlenstoff-Methoden datiert wurden, haben eine zusätzliche Erkenntnis von bedeutender Tragweite gebracht: Es besteht eine Koinzidenz der wichtigen Veränderungen bei vorhandenen Arten und des Auftretens neuer Arten mit den Intensitätsänderungen des Erdmagnetfeldes und den Polumkehrungen. Wenn nicht andere, noch unerkannte Ursachen in denselben Zeiträumen wirksam wurden, was ziemlich unwahrscheinlich ist, dann könnte man aus diesen Übereinstimmungen schließen, daß das Erdmagnetfeld das Leben und die Evolution der lebenden Arten direkt beeinflußt.

Nakagawa, von dem wir noch einige Arbeiten zitieren werden, glaubt sogar, daß das heutige niedrige Niveau des Erdmagnetfeldes einen echten Magnetmangel schafft, der für alle Lebewesen schädlich und für zahllose Krankheiten verantwortlich ist.

## Polarität

Wenn man eine magnetisierte Nadel auf ein rundes Korkplättchen legt, das auf einem Glas Wasser schwimmt, passiert folgendes: Die eine Nadelspitze richtet sich in der ungefähren Richtung des geographischen Nordpols, die andere in Richtung des Südpols aus. Bekanntlich wird diese Eigenschaft der Polarität bei Schiffskompassen und Magnetkompassen genutzt. Ein Magnet ist *stets* polarisiert und enthält also immer einen Nordpol und einen Südpol. Ein Pol kann nicht allein existieren: Immer ist das Vorhandensein des Gegenpols inbegriffen.

Der Leser kann sich das leicht mit einem Stück magnetischem Eisendraht oder Stahl veranschaulichen, von dessen beiden Enden das eine Nordpol und das andere Südpol ist. Dieses Phänomen bleibt solange erhalten, wie wir den Draht durchschneiden können.

Es ist wichtig, die Pole richtig zu identifizieren: Wie wir sehen werden, ist nämlich die Wirkung eines jeden Pols spezifisch, und zahlreiche im Handel erhältliche Magnete sind falsch markiert. Um die Pole auf ganz einfache Weise zu bestimmen, braucht man einen stabförmigen oder zylindrischen Magneten. Man bindet um die Mitte des Zylinders oder Stabes einen Draht oder einen Faden, an dem der Magnet frei rotieren kann. Der in Drehbewegung versetzte Magnet wird allmählich langsamer werden und schließlich zum Stillstand kommen. Dann zeigt eines der Enden zum geographischen Norden, das andere zum Süden.

Das zum geographischen Norden weisende Ende ist der Südpol des Magneten.
Das zum geographischen Süden weisende Ende ist der Nordpol des Magneten.

Jetzt muß der Nordpol des Magneten durch Farbe oder sonstwie mit einem N, der Südpol durch ein S markiert werden.

Die Orientierung des zylindrischen Magneten ist übrigens eine einfache Anwendung der physikalischen Regel, nach der sich die gleichnamigen Pole abstoßen, während sich die entgegengesetzten Pole anziehen. Der Nordpol der Erdkugel zieht demnach den Südpol des Magneten an und umgekehrt.

Mit Hilfe eines Magneten, dessen Polarität man festgestellt und dessen beide Pole man markiert hat, ist die Polarität jedes anderen Magneten leicht durch Anwendung dieser Regel prüfbar: Gleiche Pole stoßen sich ab, ungleiche Pole ziehen sich an.

## Moderne Magnete

Bis ungefähr zum Zweiten Weltkrieg wurden die künstlichen Magnete meist aus Weicheisen hergestellt, zum Beispiel die handelsüblichen Hufeisenmagnete. Aber das Eisen kann im Verhältnis zu seiner Masse nur eine relativ geringe Menge magnetischer Energie speichern. Folglich muß man, um ausreichende Magnetstärken zu erhalten, sehr große und schwere Magnete benutzen, was sehr unpraktisch ist.

Die bereits erwähnten Brüder Durville verwendeten zu Heilzwecken Brustlätze aus Tuch, die mit kiloschweren Magneten bestückt waren. Auch die Armbänder waren gewichtig und voluminös. Heute gibt es deutlich leistungsfähigere Magnete, die bei erheblich größerer Magnetstärke die gleiche Masse besitzen wie die alten Weicheisenmagnete.

Ihre Zusammensetzung ist kompliziert. Oft handelt es sich um Legierungen mit Nickel, Kobalt, Wolfram und neuerdings sogar mit seltenen Erden wie Samarium, Cerium, Yttrium usw. Mit den leistungsfähigsten Magneten erhält man bei gleicher Masse Magnetfeldstärken, die bis zu fünfzehnmal größer sind als bei den klassischen Magneten. Diese Magnete haben außerdem eine höhere Koerzitivkraft, das heißt, sie verlieren ihre magnetischen Eigenschaften viel langsamer als die alten Magnete, so daß man sie als »Dauermagnete« bezeichnen kann.

Diese Magnete der zweiten und sogar der dritten Generation (seltene Erden) sind gleichzeitig wesentlich kleiner und viel stärker. Daher haben sie in der Magnettherapie große Fortschritte ermöglicht. Sie haben die Entwicklung der Tai-ki-Therapie möglich gemacht, von der das vierte Kapitel handelt.

## Neuzeitliche Erkenntnisse: Die Anordnung der Elektronen

Steckt man ein Stück Eisen in eine Spule, durch die ein elektrischer Strom fließt, so wird dieses Eisen bekanntlich magnetisiert.

Was ist dabei geschehen? Die Wirkung des elektrischen

Stroms hat einfach die Atome des Eisenstücks geordnet. Wenn die Atome ausgerichtet sind, erfolgt die Rotationsbewegung der Elektronen in nur einer Richtung. Die Stärke des magnetischen Feldes hängt von der Anzahl der Atomkerne des induzierten Werkstoffs ab und damit von der Anzahl der Atome, die auf diese Weise polarisiert werden können. Je nachdem, welchen Pol des Magneten man betrachtet, geschieht die Drehung, mit anderen Worten die Rotationszone der Elektronen, in der einen oder anderen Richtung.

Die Drehung erfolgt am Nordpol (Minuspol) im umgekehrten Uhrzeigersinn und am Südpol (Pluspol) im Uhrzeigersinn. Anders ausgedrückt: Die Drehung am Nordpol ist »sinistrogyr« oder linksläufig, während sie am Südpol »dextrogyr« oder rechtsläufig ist.

Die Anordnung der Elektronen bei der Magnetisierung eines Magneten bewirkt eine Anhäufung und ein Präsentwerden von Energie, die vor der Magnetisierung nur potentiell war, da die Anordnung der Elektronen zufällig war. Lange Zeit glaubte man übrigens, und diese irrtümliche Auffassung wird noch in sehr vielen Lehrbüchern verbreitet, daß der Energiefluß aus dem Südpol des Magneten austritt und zum Nordpol fließt. Die genaue Kenntnis der Art und Weise, wie sich der aus dem Magnet heraustretende Energiefluß verhält, verdanken wir hauptsächlich den Arbeiten von Albert Roy Davis und Walter C. Rawls.

Zuerst muß man sich klarmachen, daß die in den Lehrbüchern der Physik und der Elektrizität beschriebenen klassischen Experimente zur Anordnung und Form des Energieflusses oft von falschen Prämissen ausgehen. Um die Form des magnetischen Spektrums eines Magneten zu erkennen, bestäubt man im allgemeinen eine Glasplatte mit feinen Eisenfeilspänen. Dann hält man einen Magneten unter die Glasscheibe und beobachtet, daß sich die Eisenfeilspäne in Linien anordnen, den sogenannten Feldlinien. Man glaubt dann, daß die Form dieser Linien dem Energiefluß entspricht. Aber das stimmt nicht. Der Versuchsansatz ist falsch, denn er berücksichtigt nicht die Tatsache, daß jedes Eisenpartikelchen innerhalb des Magnetfeldes seinerseits zu einem winzigen Magneten wird und deshalb die benachbarten Teilchen anzieht beziehungsweise abstößt. Das Gesamtbild, das die Eisenfeilspäne bieten, stellt also *nicht* den wirklichen räumlichen Energiefluß dar, sondern es ist ein Bestandteil desselben und des individuellen Energieflusses in jedem Eisenfeilspänchen.

Durch zahlreiche genaue Messungen in ihrem Forschungslabor in Green Cove in Florida gelang es Davis und Rawls, den wirklichen Kreislauf des Magnetflusses zutreffender zu charakterisieren. Es ist interessant festzustellen, daß ihre experimentellen Befunde durch die Arbeiten der amerikanischen Raumfahrtbehörde über genaue Messungen der verschiedenen Werte des Erdmagnetfeldes auf verschiedenen Längen- und Breitengraden bestätigt wurden.

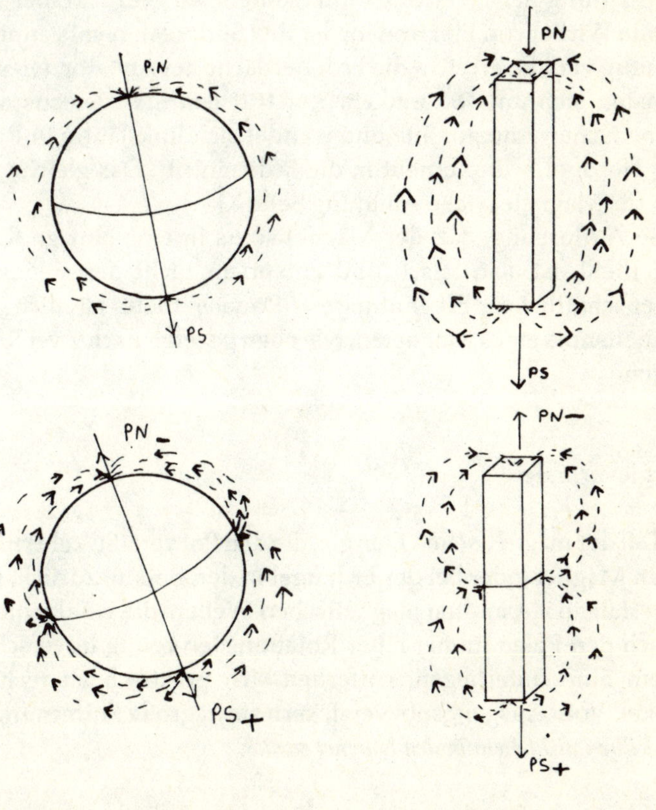

Ohne eine zu komplizierte Beschreibung vornehmen zu wollen, geben wir hier die Hauptpunkte an, die man sich merken muß. Die frühere falsche Theorie besagte, daß der Magnetfluß aus dem Südpol austritt und zum Nordpol fließt. Diese Theorie ließ sich sowohl auf das Erdmagnetfeld als auch auf das Feld von Magneten anwenden. Die Abbildung auf Seite 17 vermittelt einen Eindruck davon.

In Wirklichkeit aber enthält jeder Magnet, natürlich auch die Erde, in der Mitte einen Bereich, in dem das Magnetfeld gleich Null ist.

Für eine Kugel wie die Erde entspricht dieser Bereich dem geographischen Äquator. Das haben die von der amerikanischen Raumfahrtbehörde durchgeführten Messungen des Erdmagnetfeldes bewiesen. In diesem neutralen Bereich kehrt sich die Drehrichtung der Elektronen um. Anders ausgedrückt, der rotierende Wirbel von Elektronen, der den Südpol in rechtssinniger Drehung verläßt, erreicht die Erdoberfläche am Äquator, wo sein Drehsinn sich um 180 umkehrt; er tritt dann wieder aus dem magnetischen Äquator aus und wendet sich linksläufig in Richtung Nordpol, wo er erneut in die Erde eintritt. Das gleiche gilt auch für Magnete (siehe Abildung Seite X).

Die Auffassung, daß der Magnetismus in eine einzige Richtung fließt, ist also falsch und entspricht nicht den neuesten wissenschaftlichen Erkenntnissen. Danach fließt nämlich der Magnetismus eines Magneten, wie eben gezeigt, nach zwei Richtungen.

## Energieverluste

Ein Teil der magnetischen Energie, die den Pol verläßt, kehrt nicht in den Magnet (oder bei der Erdkugel in den Boden) zurück. Die dergestalt ausgesandten magnetischen Wellen, die wohlgemerkt je nach den Polen immer einer Rotationsbewegung in verschiedenem Sinn unterliegen, entfernen sich praktisch im rechten Winkel. Vom Ausgangspol versickern sie in große Entfernungen und *kehren nicht mehr in den Magnet zurück.*

Wenn es sich so verhält, dann muß auch das Magnetfeld der Erde mit der Zeit schwächer werden. Ebenso muß ein Magnet allmählich seine Kraft einbüßen ... Genau das geschieht, und was die Erde anbetrifft, so besteht kein Zweifel, daß ihr Magnetfeld früher bedeutend stärker war als heute.

Die Raumfahrttechnologie hat übrigens gezeigt, daß der Wechsel vom Erdmagnetfeld in eine magnetisch schwächere Umgebung bei den Astronauten zu schweren Störungen führen kann. Mit anderen Worten: Eine starke Abnahme des Erdmagnetfeldes, in dem sich alle Lebewesen befinden, stört zutiefst die Lebensfunktionen.

Auch die Kraft von Magneten nimmt ab, aber bei den modernen Magneten geschieht dies sehr langsam. Ein Mittel, um diesen Verlust zu verzögern, besteht darin, den Magnet zu *schließen,* indem man seine beiden Pole durch einen Leitungsdraht miteinander verbindet. Die magnetische Energie kreist dann praktisch ohne Verlust durch den derart gebildeten Ring.

Jedesmal, wenn ein Magnet benutzt wird, beispielsweise um ein Stück Metall festzuhalten, verliert sich dagegen ein Teil seiner Energie in dem Metall, gegen das er gehalten wird. Ganz allgemein bewirkt jeder physikalische Kontakt bei dem Magneten einen Energieverlust durch Übertragung auf den Körper, mit dem er in Berührung kommt. Genau so verhält es sich natürlich auch, wenn ein Magnet zu therapeutischen Zwecken an irgendeiner Stelle des menschlichen Körpers angebracht wird.

# Therapeutische Wirkungen von Magneten

Bevor wir die Arbeiten über die eigentlichen therapeutischen Anwendungen des Magnetismus untersuchen, wollen wir uns rasch einen Überblick über Untersuchungen verschaffen, die in einigen Ländern mit anderen Anwendungsmöglichkeiten durchgeführt wurden. Tatsächlich sind die Wirkungen von Magnetfeldern noch sehr unerforscht. Die meisten großen Nationen interessieren sich aber dafür.

Bei manchen hat dieses Interesse militärische Gründe. Die gemeinschaftlichen Forschungen russischer und französischer Ozeanographen haben beispielsweise gezeigt, daß sich Fische mit Hilfe eines magnetischen Leitsystems orientieren, nach dessen Prinzip unter Umständen die Steuerung von Fernlenkwaffen verbessert werden könnte. Andere Untersuchungen, die in Westdeutschland, England und den Vereinigten Staaten mit Vögeln durchgeführt wurden, kamen zu den gleichen Ergebnissen. So ließ sich etwa bei Wandervögeln der Orientierungssinn ausschalten, wenn im Kopfbereich Magnete befestigt wurden.

Die Vereinigten Staaten interessieren sich vor allem für die Aspekte des Magnetismus, die mit der Weltraumfahrt zusammenhängen, speziell für die Probleme, die für den Astronauten im Weltraum durch schwache Magnetfelder entstehen.

Die Erforschung der Wirkung von Magnetfeldern auf lebende Organismen wird meist als *Biomagnetismus* oder, im russischen Schrifttum, als *Magnetbiologie* bezeichnet. Ihr Niveau ist in den einzelnen Ländern sehr unterschiedlich.

Die Russen vollbringen auf diesem Gebiet bedeutende Leistungen. Seit 1948 benutzen die Ärzte der Roten Armee Magnete, um Schmerzen in den Extremitäten vor und nach Amputationen zu lindern. Geforscht wird vor allem am Medizinischen Institut von Rostov und an der Militärakademie von Leningrad.

In Kanada arbeiten mehrere Universitäten zusammen mit dem Landwirtschaftsministerium an der Verbesserung der Keimfähigkeit von Getreide, indem sie es magnetischen Feldern aussetzen. Die Ernteerträge wurden auch tatsächlich um 10 Prozent gesteigert.

Auf dem Gebiet der therapeutischen Anwendung von Magneten scheint die Forschung in Japan am weitesten fortgeschritten zu sein. In Krankenhäusern wurden mehrfach klinische Prüfungen von Magnetwirkungen durchgeführt. Der japanische Gesundheitsminister hat außerdem einige Arten magnethaltiger Armbänder und Halsbänder zugelassen, die von der Bevölkerung in Apotheken erworben werden können.

## Die Untersuchungen von Nakagawa aus dem Jahr 1976

Nakagawa arbeitete mit Magneten von 5 mm Durchmesser und 2,5 mm Dicke, die ungefähr linsengroß sind. Diese Magnete werden mit einem runden Pflaster von ca. 1 cm Durchmesser auf die Haut geklebt. Das beim Kontakt mit dem Magnet auf der Haut gemessene Magnetfeld hat eine Stärke von 590 Gauß.

Nakagawa weist in seiner Studie nicht darauf hin, aber wir halten doch die Angabe für wichtig, daß bei diesen in Japan sehr gebräuchlichen Magneten stets der Südpol an dem runden Pflaster haftet, also der Nordpol des Magneten mit der Haut in Kontakt kommt. Diese Magnete sollen einfach direkt auf die Haut über der schmerzenden Stelle oder auf die verspannten und verkrampften Zonen geklebt werden.

Ein Fragebogen wurde an 11 648 Benutzer ausgegeben, die neben Alter und Geschlecht in der Hauptsache angeben sollten, gegen welche Symptome sie den oder die Magneten anwandten, welche Ergebnisse sie beobachteten und wann die jeweiligen Wirkungen auftraten. Ganz allgemein wurden die Magnete in dieser Reihenfolge gegen Schmerzen angewandt:

| | |
|---|---|
| Steifigkeit des Nackens und der Schultern | 45,20 Prozent |
| Hexenschuß | 19,00 Prozent |
| Neuralgien | 13,90 Prozent |
| Muskelschmerzen | 12,30 Prozent |
| Rheumatische Beschwerden | 1,30 Prozent |
| Verschiedene Beschwerden | 6,30 Prozent |
| Keine Reaktion | 2,00 Prozent |

Die Frauen stellten in dieser Untersuchung 57 Prozent, die Männer 43 Prozent. Am stärksten war die Altersgruppe zwischen 40 und 49 Jahren vertreten. Mehr als 90 Prozent der in dieser Studie befragten (11 648) Personen fanden die Methode wirksam bei der Behandlung der genannten Symptome. Diese 90 Prozent verteilen sich auf die drei folgenden Bewertungsgruppen:

sehr gut
gut
mäßig wirksam

Nakagawa macht keine Angaben über die Verteilung der Ergebnisse innerhalb dieser drei Kategorien. Weniger als 10 Prozent schließlich beurteilten das Verfahren als unwirksam oder wenig wirksam.

Der Wirkungseintritt erfolgt gewöhnlich am zweiten oder dritten Behandlungstag. Über 90 Prozent der als gut beurteilten Wirkungen treten vor Ablauf des vierten Tages ein. Im übrigen wurden keine Nebenwirkungen, wie etwa Verschlimmerung der Symptomatik oder ähnliches, beobachtet.

Weitere japanische Untersuchungen hat Dr. Pierrick de Kerdaniel in *Les cahiers de biothérapie* (Biotherapeutische Schriften), Ausgabe vom März 1980, analysiert. Es handelt sich um vier Studien, die sämtlich 1976 durchgeführt wurden.

Die eine stammt von den Professoren Akio Yamada und Shuwishi Hirose von der Medizinischen Fakultät der Universität Tokyo. Eine weitere Studie ist von Prof. Yamamoto von der Juntendo-Universität in Tokyo. Die dritte hat Kyoshi Kurushima am Staatlichen Krankenhaus Kohnodai durchgeführt. Die letzte ist die bereits besprochene Arbeit von Nakagawa. Geprüft wurde ein Halsband, dessen Magnete beim Kontakt ein Feld von 1300 Gauß erzeugten. Einige Studien wurden als Doppelblindversuch gegen Placebo durchgeführt. (Manche Patienten bekamen nichtmagnetisierte Halsbänder, wobei weder Arzt noch Patient vor der Auswertung der Ergebnisse wußten, wer ein echtes Magnetkollier und wer ein Placebo erhalten hatte. Ein Placebo ist ein unwirksames, neutrales Produkt, das vom wirksamen Produkt äußerlich nicht zu unterscheiden ist und zur Kontrolle dient.) Im wesentlichen wurden die Halsbänder bei Schmerzen im Bereich des Nackens, der Schultern, der Arme, Hände und Beine angewandt. Insgesamt umfaßt die Studie etwa 400 Patienten.

Nach der Auswertung dieser seriösen Studien durch Pierrick de Kerdaniel zeichnen sich drei wesentliche Punkte ab:

Das von den Halsbändern erzeugte Magnetfeld ist bei den genannten Symptomen in 60 bis 80 Prozent der Fälle deutlich wirksam.

Die Unschädlichkeit ist erwiesen; mit anderen Worten: Es gibt keinerlei Nebenwirkung, und die biochemischen Untersuchungen zeigen keine Veränderung von Werten, die dem Tragen des Halsbandes zuzuschreiben wäre.

Der Wirkungseintritt liegt zwischen dem 7. und 14. Tag und somit deutlich später als in der zuerst erwähnten Studie von Nakagawa.

De Kerdaniel analysiert zum Schluß eine Studie von Yoshio Ooy. Dieser prüfte einen Magnetgürtel, der beim Kontakt eine Feldstärke von ungefähr 1500 Gauß erzeugt und gegen Schmerzen im Lendenbereich getragen wird. Die Prüfung umfaßte 80 Personen. Von ihnen erhielten 50 einen Gürtel, der die betreffenden Magnete enthielt, und 30 einen Gürtel mit nur geringer Feldstärke (200 Gauß). Folgende Ergebnisse wurden erzielt:

Mit dem echten Gürtel beobachteten 62 Prozent eine sehr gute, gute oder zufriedenstellende Wirkung. Die Verteilung innerhalb der drei Gruppen ist nicht bekannt.

Mit dem schwach magnetisierten Gürtel oder Placebogürtel wurde kein einziges sehr gutes Ergebnis beobachtet. Bei 23 Prozent wurde eine gute oder zufriedenstellende Wirkung erzielt. Auch hier ist die Verteilung nicht bekannt.

De Kerdaniels Beurteilung der genannten Studie wollen wir wörtlich zitieren:

»Schon die Betrachtung dieser Zahlen und die Seriosität der Studie muß klar machen, daß wir es hier mit einem äußerst interessanten therapeutischen Verfahren zu tun haben. Die Methode der Akupunktur ist dabei auf besondere Weise genutzt. Tatsächlich ist die Anordung der Magnete auf der Kunststoffunterlage so gewählt, daß sich die fünf Magnete bei richtigem Anlegen des Gürtels auf den beiden Ästen des Blasenmeridians und auf dem Tu-mo-Meridian befinden.«

Zu diesen japanischen Studien insgesamt möchten wir folgendes bemerken:

1. Die stärkste Wirksamkeit wurde in der Studie von Nakagawa erzielt, der kleine runde Magnete verwendete. Danach kommen der Gürtel für den Lendenbereich und dann die Halsbänder.
2. Keine dieser Studien erwähnt die Polarität. Wie wir jedoch festgestellt haben, werden die Magnete (erste Studie von Nakagawa; Magnetgürtel gegen Schmerzen im Lendenbereich) stets in der Form geliefert, daß der *Nordpol* mit der Haut in Berührung kommt.

Obwohl die kleinen runden Magnete nur ungefähr halb so stark sind wie die Magnete des Gürtels oder der Halsbänder, werden mit ihnen nicht nur bessere, sondern auch schneller eintretende Wirkungen erzielt. Bei den Halsbändern wirken Nord- und Südpol gleichzeitig, da die Magnete in Längsrichtung auf der Haut angeordnet liegen.

Auf diese Beobachtungen und auf die Schlüsse, die man daraus ziehen kann, kommen wir später noch zurück.

Zu erwähnen ist schließlich auch, daß vor allem in der Studie von Yamada und Hirose viele der behandelten Personen erklärten, außer der Linderung der Beschwerden, deretwegen die Anwendung erfolgt war, habe das Tragen der Magneten ein Gefühl des Wohlbefindens und eine allgemeine Besserung ihres Gesundheitszustandes bewirkt.

## Die Wirkungen der beiden Pole auf lebende Systeme

Wir müssen uns jetzt den sehr wichtigen Arbeiten von Davis und Rawls zuwenden. Es wurde bereits erwähnt, daß diese beiden Autoren eine neue Auffassung von den Magnetfeldern vertreten. Rufen wir uns ihre wesentlichen Vorstellungen ins Gedächtnis zurück.

Das Potential wie die Art der von jedem der Pole ausgehenden magnetischen Energie ist verschieden. Der rotierende Fluß der Elektronen oder Elektronenwirbel dreht sich im Uhrzeigersinn, wenn er aus dem Südpol, und im entgegengesetzten Sinn, wenn er aus dem Nordpol heraustritt.

Der Nordpol ist *negativ* – Minuspol.
Der Südpol ist *positiv* – Pluspol.

Im Zentrum eines Magneten befindet sich eine neutrale Zone, in der sich das Vorzeichen ebenso umkehrt wie die Richtung des Elektronenflusses. Ein kleiner Teil der an jedem Pol austretenden Energie entfernt sich in einer geraden Linie und *kehrt nicht in den Magnet zurück,* während der andere Teil der Energie vom Südpol zum Äquator (oder in die Mitte eines Stabmagneten) und dann vom Äquator zum Nordpol wandert.

Wir wollen jetzt untersuchen, ob Nordpol und Südpol bei lebendem Gewebe identische Wirkungen hervorbringen oder nicht. Davis und Rawls berichten, daß sie 1936 zufällig einen ersten Versuch im Sinn dieser Fragestellung durchführten. Diesem Versuch folgten Tausende andere, und die entscheidenden wurden von anderen Forschungslabors reproduziert.

Die Mitarbeiter von Davis hatten für eine geplante Angelpartie Regenwürmer der Gattung *Phylum annelida* in drei Pappkartons vorbereitet, die sie im Labor hinterließen. Einer der Kartons wurde unabsichtlich dicht an den Südpol eines großen Hufeisenmagneten gestellt. Die beiden anderen Kartons standen weiter entfernt. In jedem Karton hatten die recht munteren Würmer eine ausreichende Menge guter feuchter Erde zur Verfügung. Für eine ordentliche Durchlüftung waren Löcher in die Kartons gebohrt. Die Deckel waren gut befestigt, um jede Flucht der künftigen Köder zu verhindern. Wegen einer außerplanmäßigen Arbeit wurde die Angelpartie verschoben, und die Kartons blieben ungefähr dreißig Stunden im Labor an Ort und Stelle stehen.

Als man am übernächsten Tag wieder nach den Kartons sah, wurde überraschenderweise festgestellt, daß die Würmer in dem an den Südpol des Magneten gestellten Karton eine ganze Seite aus ihrem Pappgefängnis herausgefressen hatten. Daraufhin wurden verschiedene Experimente mit Regenwürmern gemacht, die sich in Kartons befanden, deren Pappe so dick war, daß kein Tier entweichen konnte. In dieser Versuchsreihe standen die Kartons jeweils zwölf Tage mit den Magneten in Berührung.

Die Würmer im Bereich des Nordpols wurden als Gruppe N bezeichnet, die im Bereich des Südpols entsprechend als Gruppe S; eine mit C bezeichnete Gruppe schließlich diente als Kontrolle.

Folgende Ergebnisse wurden erzielt:

Die Würmer der Gruppe S (Kontakt mit dem Südpol des Magneten) waren munter und eifrig damit beschäftigt, das Innere ihres Pappkartons zu fressen. Im Vergleich zur Kontrollgruppe waren sie ungefähr ein Drittel größer, was Körperlänge und -durchmesser angeht. Die Erde enthielt außerdem zahlreiche Jungwürmer.

Die Würmer der Gruppe N (Kontakt mit dem Nordpol des Magneten) waren zum großen Teil tot, die Überlebenden waren abgemagert und schlapp.

Die Würmer der Gruppe C (Kontrolle) wiesen keinen nennenswerten Unterschied zu ihrem vorherigen Zustand auf. Allmählich verfeinerten die Autoren ihre Versuche, indem sie verschiedene Feldstärken mit wechselnder Expositionsdauer und Magnete verschiedener Formen benutzten, vor allem Stabmagneten, die eine deutlichere Trennung von Nord- und Südenergie aufweisen, da ihre Pole weiter voneinander entfernt sind als bei Hufeisenmagneten.

Die biochemische Analyse der Würmer ergab eine beträchtliche Zunahme der Aminosäurensynthese in der Gruppe S, eine normale, unveränderte Menge für die Gruppe C und eine erhebliche Abnahme in der Gruppe N. Die Energie des Südpols erhöhte also die Proteinbildung und führte zu einer Zunahme der Größe, der Körperkraft und der Stoffwechselaktivität.

Die Energie des Nordpols hatte genau entgegengesetzte Wirkungen zur Folge: Abnahme der Aminosäurenproduktion, der Nahrungsaufnahme der Würmer und der Verwertung dieser Nahrung, so daß infolgedessen Größe, Aktivität und Kraft verringert wurden.

In der Folge wuren zahlreiche Versuche mit Getreide durchgeführt. Je nach Expositionsdauer, Stärke des Magnetfeldes und Getreideart wurden auffallende Änderungen beobachtet. Weitere veränderliche Größen wie Temperatur, Feuchtigkeitsgehalt und Qualität des Bodens wurden sorgfältig geprüft. Das Getreide reagierte wie die Würmer: Die größten Pflanzen im Vergleich zu den Kontrollen fanden sich in den S-Gruppen, die kleinsten in den N-Gruppen. Die Pflanzen der Gruppe S, ob es sich um Gemüse, Obst, Knollenfrüchte wie Kartoffeln oder Rüben in immer wieder reproduzierten Versuchen handelte, zeigten bemerkenswerte Reaktionen, wenn sie der positiven Energie ausgesetzt wurden. Insgesamt war sowohl die Menge freigesetzten Sauerstoffs als auch die Aufnahme von Kohlendioxyd vermehrt. Größe und Gewicht der Pflanzen lagen weit über den Werten der Kontrollgruppe, und die Wachstumszeit war gewöhnlich verkürzt. Der Stoffwechsel der Pflanzen war intensiver. Die Rüben ergaben eine reichere Ausbeute an Zucker, die Erdnüsse mehr Öl. Die genau entgegengesetzten Wirkungen zeigten sich in der Gruppe N, nämlich Minderung von Größe und Gewicht im

Vergleich zur Kontrollgruppe, verlangsamtes Wachstum, geringerer Stoffwechsel.

Zusammenfassend meinen die Autoren, daß man es demnach mit zwei Arten der Energie zu tun hat: die eine verlangsamt die Lebensprozesse, das Wachstum, die Vermehrung und die Aktivität; die andere hat genau entgegengesetzte Wirkungen, indem sie Aktivität, Stoffwechsel und Wachstum verbessert.

Diesen Schlußfolgerungen kann man die schon erwähnten Beobachtungen entgegenhalten, nach denen eine Koinzidenz von starken Mutationen lebender Arten und/oder dem Auftreten neuer Arten mit starken Schwankungen des Erdmagnetfeldes besteht.

Schließlich wurde eine Unmenge Tierversuche mit Hühnereiern, Mäusen, Schlangen und Vögeln durchgeführt. Wir weisen diejenigen, die sich für Einzelheiten dieser Versuche interessieren, auf die Arbeiten und Übersichten von Davis und Rawls hin, denn wir können sie unmöglich alle an dieser Stelle beschreiben. Halten wir nur fest, daß die Versuche zu den gleichen Ergebnissen führten wie die mit Würmern oder Getreide. Das heißt, in den Gruppen, die der positiven Energie des Südpols ausgesetzt wurden, erfolgte eine gesteigerte Aktivität, eine Stoffwechselbeschleunigung, eine Zunahme an Größe und Gewicht usw., und entgegengesetzte Wirkungen traten bei den Versuchsobjekten auf, die im Einflußbereich des Nordpols gestanden hatten.

Noch interessanter aber ist, daß sogar das Verhalten der Lebewesen, die der positiven Energie ausgesetzt wurden, in der Folgezeit anders erschien. Diese Gruppen zeigten eine höhere Intelligenz und Anpassungsfähigkeit als die Kontrollgruppen und übernahmen häufig Führungsrollen.

In den Versuchen mit Mäusen und Ratten zeigten die Männchen der S-Gruppen eine vermehrte sexuelle Aktivität, die in einigen Fällen so extrem war, daß die Männchen die Weibchen damit umbrachten.

## Die Magnetmutter

Ein letzter Versuch ist berichtenswert: Sofort nach dem Schlüpfen wurden Küken in Käfige verbracht. Die Käfige waren bequem und enthielten Trinkwasser, Nahrung und eine Streu aus weicher Erde. Die Eier, aus denen diese Küken stammten, waren während der Bebrütungszeit dem Einfluß eines Süd- beziehungsweise Nordmagnetfeldes ausgesetzt worden.

Die Käfige waren dementsprechend mit N, S und C markiert (was der Energie des Nordpols, des Südpols und den Kontrollen entspricht). In jedem Käfig befand sich ein Hufeisenmagnet von 15 cm Länge mit einem Polabstand von 5 cm. Gleichfalls wurde ein »Placebo« angebracht, d.h. ein gleichgroßer falscher Magnet aus Holz, der mit den gleichen Farben bemalt war.

Wiewohl noch nicht trocken vom Schlüpfen, wandten sich die Küken der S-Gruppe zu dem Magnet hin. Jedes Tier begab sich zwischen die beiden Pole. Dort verweilte es ungefähr zwei Minuten und ließ sich dann in einiger Entfernung von dem Magneten am anderen Ende des Käfigs häuslich nieder. Darauf folgte das nächste Küken und wieder das nächste, bis alle Tiere das Magnetfeld passiert hatten. In keinem einzigen Fall näherte sich ein Küken dem falschen Magneten aus Holz!

Die drei Kükengruppen S, N und C verhielten sich abgesehen von geringen Abweichungen gleich. Die Küken der Gruppe N, deren Eier während der Bebrütungszeit der Energie des Nordpols ausgesetzt waren, hielten sich etwas länger zwischen den Polen im Käfig auf als die Küken der Gruppe S. Die Küken der Gruppe C warteten, bis sie völlig trocken waren, bevor sie zu dem Magneten strebten. Sie hielten sich am längsten dort auf, nämlich 2½ bis 3½ Minuten. Der falsche Magnet zog in keinem Fall ein einziges Küken an.

Dieses Experiment erscheint uns in mancher Hinsicht bedeutungsvoll. Es zeigt, daß die Küken angeboren und ohne jeden Lerneffekt die Energie des Magnetfeldes zwischen den beiden Polen als Quelle des Wohlbehagens und der Kraft erkannten.

Bei diesem Experiment spricht man auch von der »Magnetmutter«, da die Küken sich automatisch auf den Magnet ausrichten, so wie sie sich um die Henne scharen, wenn sie in den Käfig gesetzt wird, um bei ihr Schutz, Kraft und Wärme zu suchen. Interessant ist auch, daß sich alle drei Gruppen einschließlich der Gruppe C, die während der Bebrütungszeit nicht mit magnetischer Energie in Kontakt war, gleich verhielten.

## Versuche mit Krebs- und Tumorzellen

Bevor wir diesen Teil abschließen, müssen ein paar Worte zu der langen Reihe der Versuche von Davis und Rawls an Krebsgeschwülsten gesagt werden. Achtzehn Jahre lang haben die beiden die Wirkung von Magnetfeldern auf das Wachstum von Tumoren und Krebs untersucht und erforscht. Wir fassen hier ihre wichtigsten Befunde an Ratten, Kaninchen, Mäusen und anderen Tieren zusammen. Methodisch wurden bei diesen Versuchen im allgemeinen bösartige Tumorzellen auf gesunde Tiere transplantiert.

Es wurde beobachtet, daß sowohl im Anfangsstadium als auch im fortgeschrittenen Zustand die Anwendung der magnetischen Energie des Nordpols im erkrankten Bereich zu einer Besserung des Krankheitsbildes und zu einer Verlangsamung oder einem Stillstand des Tumorwachstums führte. Den Autoren zufolge trat diese Besserung je nach Stadium des Leidens sowie Alter und Allgemeinzustand des Versuchstiers in mehr als 90 Prozent der Fälle ein.

Beim Gegenversuch wurden die krebskranken Regionen der Energie des Südpols ausgesetzt. Grundsätzlich kam es dabei zu einer Verschlimmerung des Krankheitsbildes und zu einem rascheren Tumorwachstum.

Die Autoren haben auch Versuchstiergewebe der Energie des Nordpols ausgesetzt, bevor sie mit Krebszellen geimpft wurden. Die so behandelten Versuchstiere zeigten eine beachtliche Zunahme ihrer Widerstandskraft gegen das Krebszellentransplantat und sein Wachstum.

## Hypothese über die Wirkungsweise der Magnettherapie

Nach der Lektüre der vorhergehenden Seiten zeichnen sich mehrere Vorstellungen deutlich ab:

Die Anwendung eines statischen Magnetfeldes hat eine unbestreitbare therapeutische und günstige Wirkung.
Die Erfolgsquoten in den erwähnten Studien sind hoch.
Die Unschädlichkeit der Anwendung von Magnetfeldern scheint erwiesen.
Neben den eigentlichen therapeutischen Wirkungen berichten zahlreiche Patienten in mehreren der erwähnten Studien über ein allgemeines Gefühl gesteigerten Wohlbefindens oder eine Abnahme des Müdigkeitsgefühls.

Man kann also zusammenfassend sagen, daß die Magnete ganz bestimmte Beschwerden lindern und zweifellos eine günstige Wirkung auf Allgemeinzustand, Tonus und Befinden ausüben. Wie aber wirkt die Magnet-Therapie?

## Nakagawa und das »Mangelsyndrom«

Nakagawa, von dem schon die Rede war, hat viele Arbeiten über Magnettherapie veröffentlicht. Er hat die Ergebnisse zahlreicher Experimente über einen Zeitraum von mehr als zwanzig Jahren analysiert und die Theorie des sogenannten Magnetfeldmangelsyndroms und seiner Behandlung entwickelt.

Im wesentlichen umfaßt seine Theorie folgende Punkte: Die Erde erzeugt ein stationäres Magnetfeld, das Erdmagnetfeld. Einigen der oben zitierten neueren wissenschaftlichen Arbeiten zufolge hat sich die Stärke des Erdmagnetfeldes im Laufe der letzten fünfhundert Jahre um 50 Prozent verringert, und diese Abnahme soll künftig in einem Rhythmus von 5 Prozent pro Jahrhundert weitergehen, so daß das Erdmagnetfeld bei diesem Tempo in zweitausend Jahren gleich Null wäre.

Nach Nakagawa ist die Veränderung des Magnetfeldes dafür

verantwortlich, daß beim Menschen, der seit undenklichen Zeiten unter diesem Einfluß gelebt hat, organische Störungen auftreten. Er fügt hinzu, daß die moderne Lebensweise in einer Umwelt aus Eisen, Stahl und Beton uns eines weiteren Teils des bereits unzureichenden Magnetfeldes beraubt. Autos, Eisenbahnen und ganz besonders Schiffe sind weitere Abschirmungen, die die wohltuende Wirkung des Erdmagnetfeldes schwächen.

Für Nakagawa besteht demnach ein echter »Magnetfeldmangel«, der beim Menschen zu zahllosen Störungen führt. Ihre wesentlichen Symptome sind röntgenologisch nicht nachweisbare Steifigkeit der Schultern und des Rückens, des Nacken- und Lendenbereichs, Brustkorbschmerzen ohne erkennbare Ursache, hartnäckige Migränen, Schweregefühl im Kopf, Übelkeit, Schlaflosigkeit, Verstopfung, chronische Müdigkeit usw.

Da die Anwendung von Magneten bei vielen Personen diese Störungen behebt oder lindert, schließt Nakagawa daraus auf das Vorhandensein eines Magnetfeldmangelsyndroms. Dieser Mangel müßte durch Anwendung eines Magnetfeldes zu kompensieren sein. Wahrscheinlich enthält diese interessante Hypothese einen Teil der Wahrheit.

Vergegenwärtigen wir uns die Störungen, die bei Astronauten durch einen Aufenthalt im Weltraum, der ein viel schwächeres Magnetfeld als die Erde hat, verursacht werden. Diese durch Exposition gegenüber einem sehr schwachen Magnetfeld bedingten Störungen passen sinngemäß zu Nakagawas Begründung, aber es scheint nicht möglich, schlüssig zu beweisen, daß die Abnahme des Erdmagnetfeldes die Ursache der genannten Störungen ist, jedenfalls nicht ihre einzige Ursache.

Übrigens wird jeder in den oben beschriebenen Störungen mühelos die sogenannten »Zivilisationskrankheiten« erkannt haben. Freilich werden magnethaltige Amulette, Schmuckstücke und Anhänger, wie schon gesagt, seit dem frühesten Altertum benutzt . . . als das Erdmagnetfeld *noch viel stärker* war.

Wenn Nakagawas Hypothese stimmt, müßte die pathologische Wirkung des geschwächten Magnetfeldes der Erde zu Störungen auch bei Tieren und nicht nur bei Menschen führen. Nichts aber erlaubt bisher festzustellen, daß dies der Fall ist.

## Barnothy

In *Biological effects of magnetic fields,* New York 1964, spricht Barnothy von einem thermomagnetischen Effekt und einer elektromotorischen Kraft, die durch elektromagnetische Induktion einer Flüssigkeit erzeugt wird. Diese Kraft wirkt sich wahrscheinlich vor allem im Blut aus. Andere Untersucher, wie etwa P. Fabre und A. Collin, die in Nakagawas Studie erwähnt sind, plädieren für einen magnethydrodynamischen Effekt, insbesondere auf das Blut.

## Davis und Rawls

Die von Davis und Rawls vertretene Auffassung, die übrigens weder der Hypothese Nakagawas noch der Barnothys widerspricht, scheint überzeugender zu sein.

Sie betrachten die lebende Zelle als »elektrisch ausgeglichenes System«. Jede Änderung des elektrischen Gleichgewichts der Zelle führt dazu, daß sie degeneriert, sich genetisch verändert oder abstirbt. Bekanntlich ist es heute möglich, die an der Außenseite einer Blutzelle bestehende Spannung zu messen. Das erste Signal tritt auf, wenn die negative Spannung (in Volt) größer wird. Die Ladung der Blutzelle mit bioelektrisch aktiven Ionen ergibt sich aus den Ladungen, die als Natrium- und Kaliumionen meßbar sind. Diese Ladung und ihre Größe ist abhängig von der Selektivität der Zellmembranen. Jede Änderung der bioelektrischen Ladung der Membranen ändert die Ladung der Zelle und stört ihr Gleichgewicht und ihre Gesundheit.

Nach langwierigen Untersuchungen haben Davis und Rawls festgestellt, daß immer, wenn bei Mensch oder Tier ein »innerer Reparaturvorgang« stattfindet, das negative bioelektrische Potential an der Außenseite der erkrankten Stelle zunimmt.

Wenn die Gesundheit wiederhergestellt ist, sinkt das negative Potential ab und wird normal. Wenn es auf einen Wert *unterhalb des Normalwertes* sinkt, ist das immer ein Hinweis, daß in diesem Bereich das Gleichgewicht noch nicht wiederhergestellt wurde.

In den Krebszellen beispielsweise liegt das negative Potential weit unter dem Normalwert. Diese Beobachtung wurde immer gemacht, wenn ein beliebiger Teil des Körpers geschädigt wurde, etwa bei einem Knochenbruch in einer Gliedmaße. Die Selbstheilungsaktivität des betreffenden Gebietes ist *stets* von einer vorübergehenden Erhöhung des negativen Potentials begleitet.

## Spezifische Wirkung auf den Schmerz

Einer der bevorzugten Anwendungsbereiche der Magnet-Therapie und insbesondere der Tai-ki-Therapie ist die Dämpfung, das heißt die Ausschaltung oder Linderung von Schmerzen.

Davis und Rawls nehmen folgenden Wirkungsmechanismus an: Die Blut- und Gewebezellen tragen an der Außenseite eine negative Natriumladung, an der Innenseite eine positive Kaliumladung. Die Fasern, die die Nerven umhüllen, haben eine positive Natriumladung und eine negative Kaliumladung. Hier herrscht also die umgekehrte Situation wie bei den anderen Geweben und beim Blut. Wenn die Nervenendigungen durch anormale Einflüsse wie Druck, Infektion, Verbrennung usw. beeinträchtigt werden, melden sie dem Gehirn die Gefahr.

Wenn man die (vom Nordpol ausgehende) negative magnetische Energie anwendet, nimmt das äußere positive Potential der Nervenfaserhülle ab. Daraus ergibt sich eine Sedierung oder Dämpfung, die durch Abnahme des sensiblen Potentials der positiv geladenen Ionen herbeigeführt wird.

Ganz allgemein führt also die Anwendung des negativen magnetischen Potentials (Nordpol) zu einer Abnahme der Nervensensibilität, wirkt somit direkt auf den Schmerz ein und unterstützt gleichzeitig das Selbstheilungspotential. Wie bereits festgestellt, ist dies immer mit einer Zunahme des negativen bioelektrischen Potentials verbunden.

Die Mediziner Bhattacharia und Sierra erweiterten schließlich in *Power in a magnet to heal* in mancher Hinsicht die Erklärungen von Davis und Rawls. Nach zahlreichen Messungen haben sie nachgewiesen, daß je nach Körperteil die Haut positiv oder negativ geladen oder neutral ist. Die höchste positive Spannung an der Vorderseite des Körpers befindet sich zum Beispiel in der Herzgegend und hat einen Meßwert von ca. 70 Mikrovolt.

Die Spannungen und ihre Lokalisation können von einer Person zur anderen beträchtlich schwanken. Sie ändern sich auch bei einer Erkrankung. Mit Hilfe der Magneten läßt sich also das richtige Potential dort, wo es gestört ist, wiederherstellen.

Zum Schluß noch einige Bemerkungen über die mögliche Wirkungsweise eines Magnetfeldes bei Schmerzen und/oder Krankheiten: Meistens wird negative Energie benötigt. Sie hat in der Tat eine doppelte Wirkung:

a) Schmerzlinderung,
b) Unterstützung der Heilwirkung, die stets von einer vorübergehenden Zunahme des negativen Potentials begleitet ist.

In bestimmten Fällen ist jedoch eine Beeinflussung über den Südpol (positive Energie) ebenfalls gerechtfertigt.

## Die verschiedenen therapeutisch genutzten Magnete

Es gibt eine große Vielfalt von Magneten, die therapeutischen Zwecken dienen. Wir wollen hier nur auf die wichtigsten eingehen und die besprechen, die auf dem französischen und bundesrepublikanischen Markt erhältlich sind.

Die wichtigsten Faktoren bei der therapeutischen Anwendung von Magneten sind:

die Feldstärke (in Gauß gemessen),
die Beziehung der Feldstärke zur Masse,
der Widerstand gegen die Entmagnetisierung (Koerzivitätsindex).

Wie wir bereits früher erwähnten, werden Eisenmagnete praktisch nicht mehr verwendet. Da das Verhältnis der Feldstärke zur Masse wirklich niedrig ist, müßte man, um über hinreichende Energie zu verfügen, sehr massige und damit lästige, schwere und unpraktische Magnete benutzten. Im übrigen haben diese

Magnete den zusätzlichen Nachteil, daß sie relativ schnell entmagnetisiert werden.

In Abhängigkeit von ihrer Zusammensetzung ist bei den modernen Magneten die Feldstärke erheblich verbessert, desgleichen die Relation der Feldstärke zur Masse und der Koerzivitätsindex. Je nach Zuammensetzung und Herstellungsmethode sind diese Faktoren mehr oder weniger leistungsbestimmend. Es leuchtet ein, daß die Herstellungskosten von Dauermagneten, die bei geringem Volumen eine große Feldstärke sowie eine beachtliche Lebensdauer besitzen, ziemlich hoch sind.

Auch die Form des Magneten ist ein wichtiger Gesichtspunkt. Tatsächlich wird es je nach derselben eine mehr oder weniger klare Trennung der Pole geben und damit auch die Möglichkeit der unipolaren (1 Pol) oder der bipolaren (2 Pole) Anwendung.

### Halsbänder

Die magnetischen Halsbänder, die in Japan bereits Tradition haben, enthalten 8 bis 12 Magnete aus seltenen Erden, die länglich um den Hals angeordnet werden. Jeder dieser Magnete besitzt eine bipolare Feldstärke von 1300 Gauß. Diese Magnete sind ungefähr 12,7 mm lang, zylindrisch geformt und haben einen Durchmesser von 3 mm.

### Tai-ki-Acu-dot-Magnete

Die in Frankreich, in der Bundesrepublik Deutschland und in der Schweiz erhältlichen Magnete sind vor allem unipolar und einzeln anwendbar. Bei dem Standardmodell, das 5 mm Durchmesser und 2,5 mm Dicke hat, haftet der Magnet auf einem runden Pflaster. *Daher kann man ihn ganz genau auf einer empfindlichen, schmerzenden oder erkrankten Stelle anbringen.* Dieser Magnettyp wurde in der bereits erläuterten Studie von Nakagawa verwendet. Wir haben gesehen, daß mit diesem Typ die höchste Erfolgsquote wie auch der schnellste Wirkungseintritt erzielt wurde.

Es erscheint naheliegend, diese hervorragenden Ergebnisse zwei wesentlichen Tatsachen zuzuschreiben:

Die einpolige Wirkung ist besser als die zweipolige.
Die direkte lokale Wirkung ist besser und tritt schneller ein als die indirekte.

Diese beiden Faktoren unterscheiden die Tai-ki-Therapie von der Magnet-Therapie. Bei den im Handel erhältlichen Tai-ki-Acu-dot-Magneten beruht die Wirkung auf einer relativ mäßigen Feldstärke von ca. 600 Gauß beim Kontakt, während bei Halsbändern und Gürteln eine höhere Standardfeldstärke und gleichzeitig, vor allem bei den Halsbändern, eine größere Zahl von Magneten angewandt wird.

Davis und Rawls weisen in ihren Arbeiten darauf hin, daß sie in ihrem Labor in Florida therapeutische Magnete herstellen. Sie geben darüber aber keine präzisen Informationen und machen auch keine Angaben über Größe und besondere Eigenschaften ihrer Magnete. Sie erwähnen noch »fortgeschrittene« Untersuchungen mit »VHG-Magneten« (*V*ery *H*igh *G*auss), das sind äußerst starke Magnete von 20000 bis zu 100000 Gauß! Sie glauben, die Anwendung von Magneten dieser Feldstärke könne zahlreiche Krankheiten heilen und alle Formen von Krebs hemmen . . . Es versteht sich von selbst, daß man zur Zeit gegenüber solchen Behauptungen sehr vorsichtig sein muß.

Im nächsten Kapitel werden wir uns mit den Beziehungen zwischen der Magnet-Therapie und der chinesischen Medizin sowie ihren verschiedenen Formen der Stimulationstherapie beschäftigen.

# Therapie durch Stimulierung

Die therapeutische Beeinflussung organischer Störungen kann von verschiedenen Konzeptionen ausgehen. Man kann zum Beispiel direkt innerlich auf den Organismus einwirken, indem man ihn bestimmte chemische oder natürliche Substanzen resorbieren läßt. Diese Methode ist im Westen weit verbreitet und bildet eines der Fundamente unserer praktischen Medizin. Eine andere Methode besteht darin, auf die Außenhülle des Körpers, das heißt auf Haut und oberflächliche Muskeln, einzuwirken.

Diese zweite Therapieform wird im Westen wenig angewandt, abgesehen von Massagen, deren Zweck sich meist auf eine einfache Wiederherstellung der Muskelfunktionen beschränkt. Tatsächlich wird die Auffassung vertreten, daß Schäden und Schwächen des Organismus meist eine innere Ursache haben und daß man sie deshalb auch innerlich behandeln muß. Für die westliche Medizin ist die Oberfläche des menschlichen Körpers im allgemeinen wirklich bloß eine sehr dünne Hülle im Verhältnis zu dem hochkomplizierten Zusammenspiel der verschiedenen Gewebe, Organe und Kreisläufe, die von ihr geschützt werden, und ihre Bedeutung ist begrenzt.

Einer anderen großen, medizinischen Tradition, die im fernen Osten heimisch ist, gelang es jedoch, Therapieformen zu entwikkeln, die im Bereich der Epidermis wirksam werden. Wir kommen später auf die verschiedenen Möglichkeiten der stimulierenden Therapie zurück, aber hier begnügen wir uns damit, nur die Akupunktur, die Moxibustion (Stimulierung durch Hitze) und die Massagen zu nennen, die eine ganz andere Entwicklung genommen haben als bei uns. (Freilich hat die chinesische Medizin nicht auf die innerliche Therapie verzichtet; die Phytotherapie beispielsweise, das ist die Behandlung mit pflanzlichen Drogen, ist dort auf einem hohen Stand).

Die Chinesen haben ein sehr kompliziertes System ausgearbeitet, das über energetische Kreisläufe erklärt, wie eine therapeutische Maßnahme im Bereich der Haut und der oberflächlichen Muskeln auf innere Organe einwirken kann. Die Beschreibung dieses Energiesystems, das unerläßlich ist, wenn man die Wirkung der Tai-ki-Therapie begreifen will, ist das Thema des folgenden Kapitels. Zuvor wollen wir näher untersuchen, was die Körperhülle und die verschiedenen Arten ihrer Stimulierung für den Menschen bedeuten.

Der Mensch lebt in Verbindung, in vollständiger Wechselbeziehung mit dem Universum. Diese grundlegende Wahrheit, die allen großen antiken Traditionen vertraut war, ist während der Entwicklung der westlichen Medizin über einige Jahrhunderte teilweise vergessen worden. Obwohl die neuesten wissenschaftlichen Erkenntnisse, wie beispielsweise die Chronobiologie, diese Wahrheit wiederentdecken, hat sie noch nicht die ihr gebührende Vorrangstellung wieder eingenommen.

Der Mensch kann nicht als Geschöpf begriffen werden, das von seiner ganzen Umgebung isoliert ist. Das in immerwährender Wandlung begriffene Universum wirkt auf ihn ein, sei es durch kosmische Strahlen, durch Sonnenflecken, den Wechsel von Sonne und Mond, die Jahreszeiten, klimatische Veränderungen oder alle äußeren Faktoren, die sein tägliches Leben beeinflussen. Innerhalb dieses Universums zeichnet sich der Mensch durch einen komplizierten Organismus mit physischen, psychischen und energetischen Besonderheiten aus. Wir haben es also mit einem Mikrokosmos – dem Menschen – und einem Makrokosmos – dem Universum – zu tun, die sich gegenseitig beeinflussen. Die natürliche Grenze zwischen diesen beiden Welten ist die Umhüllung des Körpers. Mit dieser Sonderstellung müssen wir die Bedeutung erklären, die der Haut bei der Regulierung der Harmonie zwischen Mensch und Universum zukommt.

Zur Veranschaulichung könnte man sich einen Trichter vorstellen, dessen eine Öffnung das Menschenwesen wäre, die andere das Universum, und die Verengung zwischen den beiden Öffnungen entspräche der äußeren Hülle des Körpers. Das gute Funktionieren des menschlichen Organismus erfordert, daß er den jeweiligen Gesetzen des Universums folgt. Diese Harmonie kann durch gezielte Einwirkung auf die Haut und auf die oberflächlichen Muskeln, die sie verbinden, reguliert werden. Man muß sich diese strategische Aufgabe der Körperhülle gut merken, denn zu oft glauben Europäer, daß die Akupunktur und andere stimulierende Therapien nur durch Gesetze wirken, die die Hautpunkte mit den inneren Organen verbinden. Das stimmt, aber man muß zu einer breiteren Betrachtungsweise finden. Unter dem Gesichtspunkt beispielsweise der elektromagnetischen Felder befindet sich ein Mensch im Zustand der Gesundheit, wenn das elektromagnetische Feld seines Körpers im inneren Gleichgewicht *und* im Gleichgewicht mit den elektromagnetischen Wellen des gesamten Kosmos ist. Bei diesem Gleichgewicht spielt die Körperoberfläche eine ganz entscheidende Rolle.

## Spezifität bestimmter Hautpunkte

Die Haut und ihre darunter liegende Schicht begnügen sich nicht damit, Grenze zwischen innerem Organismus und äußerer Welt zu sein. Sie enthalten eine gewisse Anzahl von Punkten, die unstreitig besondere Eigenschaften haben. Diese Punkte wurden vor einigen Jahrtausenden von den Chinesen entdeckt, die sie zu Linien, den sogenannten Meridianen, verbanden und vorzugsweise behandeln, um durch Harmonisierung mit dem Kosmos eine gute Funktion der inneren Organe wiederherzustellen. Als die Akupunktur sich im Westen zu verbreiten begann, versuchten Forscher, ein physisches Substrat in diesen Punkten zu entdecken, die bis dahin nur unter dem Aspekt der Energie betrachtet worden waren. Diese Arbeiten hatten das Ziel, eine objektive Grundlage für die chinesische Medizin zu schaffen. Sie wurden nach zwei Richtungen durchgeführt. Einerseits wurde versucht, an den Punkten elektrische Eigenschaften nachzuweisen, andererseits bemühte man sich um den Beweis, daß sie eine besondere morphologische Struktur besäßen.

## Die elektrischen Eigenschaften der chinesischen Punkte

Die ersten Arbeiten über die elektrischen Eigenschaften der chinesischen Punkte wurden von Dr. Niboyet in Marseille durchgeführt, der darüber seine Doktorarbeit schrieb und sie 1963 veröffentlichte. Seine Untersuchungen wurden seitdem ergänzt, und die Ergebnisse auf diesem Gebiet sind daher gut fundiert und anerkannt.

Es wäre langweilig, hier die ganzen Versuchsanordnungen Niboyets auszubreiten, deshalb begnügen wir uns damit, die Quintessenz seiner Ergebnisse wiederzugeben und den Leser, der sich gründlicher informieren will, auf Originalarbeiten hinzuweisen. (Die neueste Arbeit findet sich in *Nouveau Traité d'Acupuncture,* 1979 bei Edition Maisonneuve erschienen.)

Doch zunächst: Was ist der elektrische Widerstand des menschlichen Körpers? Der Begriff »elektrischer Widerstand« wurde im 19. Jahrhundert von dem deutschen Physiker G. S. Ohm geprägt, nach dem übrigens die Maßeinheit benannt ist. Der elektrischer Widerstand ist die elektrische Eigenschaft eines Körpers, die sich aus dem Verhältnis Spannung zu Stromstärke ergibt. Das Ohmsche Gesetz, das diesen Widerstand definiert, trifft jedoch auf unbelebte Materie zu und scheint im Falle des menschlichen Körpers nicht mehr zu gelten.

So ist zum Beispiel bei Metallen die Messung des elektrischen Widerstands annähernd konstant. Beim menschlichen Körper dagegen zeigen die Messungen des elektrischen Widerstands recht unterschiedliche Werte. Ein Faktor, der diese Abweichungen bedingt, ist die jeweilige Meßstelle am Körper, aber auch einige andere Parameter spielen eine Rolle. Um nachweisen zu können, daß ganz bestimmte Punkte auf der Haut besondere elektrische Eigenschaften besitzen, mußte man daher zunächst den Einfluß der anderen Parameter möglichst ausschalten.

Zu diesem Zweck wurden verschiedene Versuchsanordnungen benutzt. Zum Beispiel mußte der Druck der Elektrode, die an den verschiedenen Punkten aufgelegt wurde, so standardisiert werden, daß sein Einfluß nicht die Ergebnisse verfälschte. Desgleichen mußte das Auftreten spontaner elektrolytischer Phänomene – infolge Sekretionen der Haut oder einer anderen elektrolythaltigen Flüssigkeit – unter Kontrolle gebracht werden (die Messungen wurden unter Alkoholbespülung vorgenommen). Schließlich wurden die getesteten Hautgebiete sorgfältig untersucht, um Fehler durch Mikrotraumen zu vermeiden.

Durch alle diese Vorsichtsmaßnahmen gelang es, die Ursachen von Störungen des elektrischen Widerstands genügend zu verringern, um sicher zu sein, daß die bei den Messungen festgestellten Unterschiede nur durch die verschiedenen Lokalisationspunkte auf der Haut bedingt waren. Die Ergebnisse sind völlig überzeugend und bringen die Tatsache zur Geltung, daß die in der chinesischen Heilkunde beschriebenen Hautpunkte sowie die Linien des Energieflusses (Meridiane), die sie miteinander verbinden, eine in Form des elektrischen Widerstands meßbare physikalische Größe haben.

Im Anschluß zitieren wir wörtlich die Folgerungen, die Niboyet in seinem neuesten Werk zieht, dem *Nouveau Traité d'Acupuncture* (1979, Seiten 239 und 240):

»Nachdem eine beträchtliche Anzahl von Messungen durchgeführt wurde, ergibt sich aus diesen Untersuchungen:

1. Das Vorhandensein von Punkten geringeren Widerstands (um 20 Prozent, aber manchmal auch um 50 Prozent und sogar mehr) im Vergleich zu der umgebenden Haut in manchen Gebieten. Die Ursache dieser ›Quellen minimalen Widerstands‹ kann anscheinend nicht mit klassischen Faktoren in einen Zusammenhang gebracht werden.
2. Diese Punkte geringeren Widerstands finden sich symmetrisch auf der rechten und linken Körperhälfte angeordnet (mit Ausnahme der Punkte, die auf den Mittellinien des Körpers liegen).
3. Mißt man zwei Punkte zwischen zwei punktförmigen Elektroden, ist der Widerstand stets geringer, wenn die beiden Punkte auf einer Linie liegen (das heißt zu demselben Meridian gehören). Es gibt also Strecken geringeren Widerstands. Sie befinden sich symmetrisch auf beiden Seiten des Körpers.

Eine vergleichende Tabelle der traditionellen Erkenntnisse und unserer eigenen Beobachtungen läßt einige Schlüsse zu.

| Chinesische Tradition | Experimentelle Befunde |
| --- | --- |
| 1. Auf genau festgelegten Zonen der Körperhülle gibt es unauffällige Punkte, die besondere Eigenschaften besitzen und sich durch ihre Wirkung von der umgebenden Haut unterscheiden. | 1. In den von den Chinesen beschriebenen Akupunkturgebieten findet man stets einen Punkt geringeren elektrischen Widerstands. Diese Differenz des Widerstands im Verhältnis zur umgebenden Haut ist beachtlich und scheint nicht mit klassischen Faktoren erklärt werden zu können. |
| 2. Die Mehrzahl dieser Punkte (das heißt alle Punkte außer denen, die zu einfachen Meridianen gehören, und denen auf der Mittellinie des Körpers) verteilen sich symmetrisch auf die rechte und die linke Körperhälfte. | 2. Diese Punkte (außer den auf der Mittellinie gelegenen) finden sich immer auf den Millimeter genau symmetrisch auf der rechten und linken Körperhälfte. |

| | |
|---|---|
| 3. Die meisten Akupunkturpunkte sind keine selbständigen Einheiten, sondern im Gegenteil über mehr oder weniger gerade Strecken und Linien, die sogenannten Meridiane, miteinander verbunden. | 3. Zwischen zwei Punkten desselben Meridians ist der Widerstand immer geringer als zwischen einem Meridianpunkt und irgendeinem anderen Punkt, sei er Akupunkturpunkt auf einem anderen Meridian oder ein indifferenter Punkt. Zwischen zwei Punkten desselben Meridians besteht also eine Strecke geringeren elektrischen Widerstands. |
| 4. Die Meridiane haben zwei Äste, die symmetrisch auf beiden Körperhälften liegen (mit Ausnahme der einfachen zentralen Meridiane). | 4. Die Strecken geringeren Widerstands befinden sich symmetrisch auf der rechten und linken Körperhälfte. |
| 5. Unter bestimmten Umständen und Bedingungen zeigen diese Punkte, wenn sie durch ein leichtes Trauma gereizt werden, physiologische Reaktionen. | 5. Die Beweisführung für diese Befunde wird an anderer Stelle dargestellt. |

Die vielen Analogien, die wir im Verlauf unserer Untersuchungen zwischen den experimentellen Ergebnissen und der chinesischen Tradition konstant gefunden haben, lassen sich anscheinend nicht auf einfache Koinzidenzen zurückführen. Man kann also daraus schließen, daß die rechts und links auf beiden Körperhälften gelegenen Punkte geringeren elektrischen Widerstands, die sich nicht mit klassischen Faktoren erklären lassen, mit den chinesischen Punkten identisch sind. Ebenso gibt es auf der Haut Linien geringeren elektrischen Widerstands, die den Meridianen entsprechen.«

## Die morphologische Struktur der Akupunkturpunkte

Die Untersuchungen, die eine besondere morphologische Struktur derHaut im Bereich der Akupunkturpunkte nachweisen sollten, ergaben viel weniger schlüssige Beweise als die der elektrischen Eigenschaften. (Vgl. Sénelar: »Les caractéristiques morphologiques du point chinois« in: *Nouveau Traité d'Acupuncture,* Maisonneuve 1979.) Tatsächlich sind diese Arbeiten noch zu neu, als daß sie wirklich hätten verifiziert werden können, und ihre Ergebnisse werden nicht allseits anerkannt. Deshalb erwähnen wir sie hier bloß der Information halber.

Der Koreaner Kim-Bong-Han hatte geglaubt, eine spezifische Struktur der chinesischen Punkte nachweisen zu können, doch die von ihm beschriebenen Strukturen werden von den französischen Autoren bestritten. Auch österreichische Wissenschaftler, die sich mit diesem Problem herumgeschlagen haben, kamen hinsichtlich des Vorhandenseins einer spezifischen Struktur zu negativen Schlüssen.

Neuerdings hat Prof. Sénelar Untersuchungen in dieser Richtung vorgenommen. Nach diesem Autor sieht es so aus, daß die von ihm an Kaninchen durchgeführten Versuche eine besondere neurovaskuläre Struktur im Bereich der Punkte geringeren elektrischen Widerstands ergaben. Es ist aber noch viel zu früh, daraus Schlüsse zu ziehen, und es müssen noch weitere Arbeiten durchgeführt werden um festzustellen, ob die in der traditionellen chinesischen Heilkunde beschriebenen Hautpunkte tatsächlich morphologische Besonderheiten aufweisen.

## Die verschiedenen Arten der Stimulierung

Nachdem wir in einer allgemeinen Betrachtung von Mensch und Universum die fundamentale Bedeutung der Hülle des menschlichen Körpers hervorgehoben und das Vorhandensein von Hautpunkten mit besonderen Eigenschaften nachgewiesen haben, müssen wir die verschiedenen Arten der Stimulierung dieser Punkte untersuchen.

Zunächst gibt es drei große traditionelle Methoden, die in der chinesischen Medizin seit Jahrtausenden praktiziert werden: Akupunktur, Moxibustion, Massagen. Daneben sind weitere sekundäre Methoden zu nennen, die ebenfalls in den Bereich der Erfahrungsheilkunde gehören, etwa das Schröpfen oder die Anwendung eines Instruments, das »Pflaumenblüte« heißt.

Im übrigen sind durch die moderne Technik weitere Methoden der Hautstimulierung aufgekommen. Diese sind gewiß recht vielversprechend: Hinzuweisen ist auf die Nutzung von elektrischer Energie (Elektropunktur), Schallwellen (Sonopunktur), Laserstrahlen (Laserpunktur) und elektromagnetischem Feld (Magnet-Therapie und Tai-ki-Therapie).

## Akupunktur

Es handelt sich um die bekannteste Form der Stimulationstherapie, und die Bezeichnung Akupunktur dient oft als Überbegriff für alle chinesischen Methoden der Hautstimulierung. Bei der eigentlichen Akupunktur werden Nadeln an ganz bestimmten Punkten implantiert. Das Einstechen der Nadel in die Haut, wobei bestimmte Regeln zu beachten sind, um den richtigen Punkt zu treffen, heißt Punktur (Nadelung).

Die Nadeln können je nach dem zu stechenden Punkt und der gewünschten Wirkung unterschiedliche Formen und Größen haben. Nach der chinesischen Tradition gibt es neun Arten von Nadeln, aber inzwischen sind noch andere gebräuchlich. Das Material, aus dem die Nadel besteht, scheint keine grundlegende Bedeutung zu haben, denn in prähistorischer Zeit benutzten die

Chinesen Nadeln aus Stein, Knochen oder Bambus. Allerdings verwendet man heute nur noch Nadeln aus Metall, meist aus rostfreiem Stahl und manchmal aus Silber oder aus Gold. Je nachdem, welches der beiden letzten Materialien benutzt wird, scheint man verschiedene Wirkungen zu erzielen.

Die Akupunktur ist sicher eine der wirksamsten Stimulationsbehandlungen und deshalb allein Spezialisten vorbehalten. Auch darf selbstverständlich jemand, der die chinesische Medizin nicht in Theorie und Praxis beherrscht, keine Akupunktur durchführen. Der Punkt muß schon wegen der Feinheit der Nadel ganz genau getroffen werden; die Nadel ist unterschiedlich zu handhaben, je nachdem, ob man eine beruhigende oder eine tonisierende Wirkung erzielen will.

Zum Schluß muß noch darauf hingewiesen werden, daß in manchen Fällen, etwa bei Kleinkindern, bei alten Menschen oder bei bestimmten Erkrankungen, die Anwendung der Akupunktur schwierig sein kann. Dann können andere Reizbehandlungen sie ersetzen.

## Moxibustion

Die Methode der Moxibustion besteht darin, die Hautpunkte durch Wärmeanwendung zu stimulieren. Dieses Verfahren ist mindestens ebenso alt wie die Akupunktur und im Fernen Osten sehr verbreitet. Für die Moxibustion werden kleine Preßkegel aus Wermutpulver benutzt, die man auf die Akupunkturpunkte setzt. Diese Kegel verbrennen langsam ohne Flamme, etwa wie ein Räucherstäbchen, und entwickeln dabei mehr oder weniger starke Hitze. Um Verbrennungen zu vermeiden, kann man auch eine Art großer »Zigarre« aus Wermut anzünden, die man dicht an den zu behandelnden Punkt bringt, ohne jedoch die Haut zu berühren.

Die Stimulierung der chinesischen Punkte durch Moxibustion ist ebenso wirksam wie die Akupunktur, hat aber besondere Eigentümlichkeiten. Beispielsweise eignet sie sich sehr gut bei ganz bestimmten Symptomen (Erschöpfung, rheumatische Erkrankungen) oder für Patienten, die keine Akupunktur vertragen (zum Beispiel alte und überempfindliche Menschen).

Die Akupunktur läßt sich mit Moxibustion kombinieren, indem man erhitzte Nadeln verwendet. Hierzu benutzt man Spezialnadeln mit einer kleinen Höhlung am Ende, die man mit Wermutpulver füllt. Einfacher anzuwenden sind Nadeln mit kugelförmigem Ende, die man mit einem Feuerzeug erwärmt.

Moxibustion und natürlich auch die heißen Nadeln sind grundsätzlich Fachleuten vorbehalten, wie es auch für die Akupunktur gilt. Die »Zigarren« aus Wermut jedoch, deren Anwendung einfacher und deren Wirkung milder ist, können auch von den Patienten selbst angewandt werden, nachdem ihnen die zu behandelnden Punkte gezeigt worden sind.

## Massagen

Im Fernen Osten haben die Massagen eine ganz andere Entwicklung durchgemacht als in der westlichen, medizinischen Tradition. Tatsächlich profitieren sie von dem ganzen theoretischen Unterbau der chinesischen Medizin und sind außerdem in vereinfachter Form in der Bevölkerung sehr verbreitet.

Mehrere Verfahren lassen sich unterscheiden. Manche sind chinesischen Ursprungs, wie das Do-in, andere gehen auf die traditionelle japanische Heilkunde zurück, zum Beispiel auf Shiatsu. Alle nutzen das Vorhandensein besonderer Punkte des Körpers, die durch Druck stimuliert werden. Diese Techniken beschränken sich indessen nicht auf eine einfache Abfolge von Druckanwendungen auf verschiedenen Punkten. Einerseits nämlich sind die eigentlichen Drucktechniken vielfältig und erfordern manchmal große Erfahrung, um richtig ausgeführt zu werden. Beispielsweise ist die Ausübung tonisierender Drucke sehr verschieden von beruhigenden Drucken. Andererseits umfassen diese Massagen auch mehrere Arten von Bewegungen und Reibungen, die auf eine kräftigere allgemeine Zirkulation der Energie abzielen, ohne einen besonderen Punkt zu stimulieren. Es leuchtet natürlich ohne weiteres ein, daß unter diesen

Umständen eine richtige Massage, deren Wirksamkeit dann unleugbar ist, große Erfahrung und eine besondere Begabung erfordert.

Auf einem niedrigeren Niveau können die Massagen einfach als methodische manuelle Stimulation der chinesischen Punkte angewandt werden. Massagen dieser Art werden im Fernen Osten und auch im Westen praktiziert, wo seit einigen Jahren eine Akupunkturwelle herrscht. Die Stimulation eines besonderen Punkts durch Fingerdruck ist zweifellos wirksam. Man darf allerdings nicht zuviel erwarten. Einerseits muß man auch hier zwischen beruhigender und tonisierender Wirkung unterscheiden. Andererseits muß die Einwirkung, um ein besseres Ergebnis zu erzielen, durch eine außenstehende Person erfolgen, die die unerläßliche Energiezufuhr liefert. Schließlich muß eine Akupressurbehandlung, wenn sie tatsächlich wirksam sein soll, häufig und über längere Zeit angewandt werden, was natürlich unbequem sein kann.

Freilich darf man nicht den Nutzen von Massagen leugnen. Ihre Entwicklung und ihre heutige Verbreitung sind unstreitig wesentliche Hilfsmittel, um sich eine bessere Gesundheit zu bewahren. Sie haben außerdem den enormen Vorteil, die Menschen mit ihrem Körper vertraut zu machen, was heute sehr notwendig ist.

## Andere traditionelle Stimulierungsverfahren

Wir wollen hier nur zur Auffrischung das »Pflaumenblüte«-Verfahren erwähnen, bei dem die Haut leicht mit einem Hämmerchen beklopft wird, dessen Flächen mit Bündeln feiner Nädelchen versehen sind. Diese Methode wird nur in bestimmten Fällen oder bei Patienten angewandt, die das Stechen mit Nadeln nicht vertragen (beispielsweise kleine Kinder).

Das Schröpfen, das bei uns noch wenig gebräuchlich ist, wird im Fernen Osten ebenfalls angewandt. Diese Methode der Stimulierung hat sich im Osten viel weiter entwickelt als im Westen. Man verwendet dort sogar Schröpfköpfe (im allgemeinen aus

Bambus und kleiner als bei uns) im Gesicht. Es gibt noch ein paar andere Geräte, mit denen die Haut stimuliert werden kann, etwa Rollrädchen, die sich am Ende eines Stiels drehen, oder eine Art von Münzen mit einem Loch in der Mitte, die unter Druck parallel zur Hautoberfläche angewandt werden.

## Die modernen Stimulationsverfahren

Die Entdeckungen der modernen Wissenschaft haben natürlich ermöglicht, neue Methoden der Stimulierung von Akupunkturpunkten zu entwickeln. Die Tai-ki-Therapie ist eine davon, und wir werden sie in dem entsprechenden Kapitel ausführlicher behandeln. Aber schauen wir uns zuerst die anderen Methoden an:

### Elektropunktur

Bei dieser Methode wird die physikalische Wirkung der Akupunkturnadeln durch elektrischen Strom ergänzt. Zu diesem Zweck schickt man durch die Nadeln, nachdem sie in die Haut implantiert wurden, einen elektrischen Strom. Die elektrische Stimulierung ersetzt dann die manuelle Stimulierung der Nadeln. Dieses Verfahren, das bei bestimmten Erkrankungen und auch zur Analgesie (Abschaltung der Schmerzempfindlichkeit) durch Akupunktur angewandt wird, ist bei anderen Krankheiten (zum Beispiel Herzleiden) nicht ratsam.

### Elektrotherapie

Im Unterschied zu der vorbeschriebenen Methode begnügt sich die Elektrotherapie damit, die Punkte durch eine elektrische Reizung zu stimulieren. Dieses Verfahren wurde aufgrund der Arbeiten von Niboyet entwickelt, der die elektrischen Eigenschaften derAkupunkturpunkte nachgewiesen hat.

Die Elektrode des Geräts gestattet, den Punkt aufzufinden und zudem zu stimulieren, indem man einen elektrischen Strom hindurchschickt. Wie aber bereits oben erwähnt, erfordert das Aufsuchen der Punkte anhand ihrer elektrischen Eigenschaften besonders strenge Versuchsbedingungen, und oft ist es besser, die Punkte mit Hilfe anatomischer Tafeln zu lokalisieren. Ein weiterer großer Nachteil dieses Geräts ist sein hoher Preis.

### Sonopunktur und Laserstrahlen

Diese beiden Verfahren des Nadelns sind recht neu und weniger verbreitet als die elektrische Stimulierung. Sie sind noch nicht völlig über das Versuchsstadium hinausgekommen. Bei der Sonopunktur werden die Punkte mit Schallwellen stimuliert. Diese Wellen scheinen tatsächlich eine Wirkung auf die Punkte zu haben. Die Qualität dieser Wirkung ist aber noch nicht genau erfaßt, zumal sie ganz sicher je nach Frequenz der Schallwellen schwankt.

Bei dem anderen Verfahren wird mit Laserstrahlen auf die Akupunkturpunkte gezielt. Auch hier ist noch viel Arbeit zu leisten, bevor man sicher sein kann, was es damit auf sich hat.

### Magnet-Therapie und Tai-ki-Therapie

Hier handelt es sich um eine sehr alte Tradition, bei der Magnete zu therapeutischen Zwecken benutzt werden. Dank der Möglichkeit, starke Magnete von sehr kleinem Volumen herzustellen, ist daraus plötzlich ein ganz modernes Verfahren geworden – die Tai-ki-Therapie.

## Moderne Erklärungen für die Wirkung der Stimulationstherapien

Die modernen Wissenschaftler, die mit den eindeutigen Wirkungen der verschiedenen Stimulationstherapien auf innere Organe konfrontiert waren, haben versucht, eine rationale Begründung dafür zu finden. Es stellt sich folgende Frage: Wie kann die Beeinflussung eines Hautpunktes aus der Ferne auf ein geschädigtes inneres Organ oder auf das Allgemeinbefinden eines Kranken einwirken? Wir stellen hier dic Frage ganz allgemein, denn es ist nicht erwiesen, daß die Wirkung einer Nadel, eines Drucks, eines elektrischen Stroms oder eines Magneten dasselbe Bezugssystem benutzt. Doch da alle modernen Begründungen im Augenblick nur Forschungsrichtungen sind, ist es zu früh, ein gegebenes Bezugssystem mit einer bestimmten Stimulationstherapie in Beziehung zu setzen. Vielmehr ist es sinnvoller, die Art und Weise, wie Stimulationstherapien funktionieren, insgesamt zu erläutern.

### Psychologische Erklärung

Das ist natürlich die erste Erklärung, die allen Verleumdern der Akupunktur und paralleler Verfahren in den Sinn kam. Ihre Antwort ist einfach: Alle diese Therapien funktionieren nur, wenn der Patient daran glaubt. Danach handelt es sich bloß um Autosuggestion ohne Substanz.

Wir halten es nicht für sinnvoll, uns hier über eine derartige Argumentation auszulassen, auch wenn sie noch von ein paar Vertretern der westlichen Medizin vorgebracht wird, die sich nicht aus ihrem kleinkarierten Denken aufstören lassen wollen. Die Ergebnisse sind zu beweiskräftig und zu zahlreich, ob sie von Hunderttausenden von Patienten (ohne die im Fernen Osten zu zählen!) oder von den angesehensten internationalen Experten stammen, als daß diese Begründung noch haltbar sein könnte. Leser, die eine über jeden Zweifel erhabene Referenz wollen, weisen wir auf einen Kongreß der Weltgesundheitsorganisation

(WHO) hin, der 1979 in Peking stattfand (vgl. Publikationsorgan der WHO *Santé du Monde* vom Dezember 1979; Genf).

Hinsichtlich dieser Erklärung für die Wirkung der Stimulationstherapien ist allerdings darauf hinzuweisen, daß bei einer ganzheitlichen Auffassung vom Menschen Körper und Geist nicht unabhängig voneinander bestehen. Eine Wirkung auf die Haut erzeugt also einen Mechanismus, der sich über Körper *und* Geist auf den Körper *und* auf den Geist auswirkt. Wir sind weit davon entfernt, die Bedeutung des Geistigen und Seelischen bei jeglicher Therapie zu leugnen. Wir weigern uns bloß, die Stimulationstherapien mit Taschenspielertricks gleichzusetzen, die nur durch Glauben funktionieren.

## Wirkung über Neurotransmitter

Die Erklärung der Wirkung von Stimulationstherapien über spezifische Hormone betrifft vor allem die Schmerzbeseitigung durch Akupunktur. Offenbar erzeugt das Nadeln an bestimmten Hautpunkten eine vermehrte Sekretion von Endorphinen. Dabei handelt es sich um eine Art körpereigener Hormone, die vom Gehirn produziert werden und chemisch dem Morphin ähneln. Sie spielen eine erhebliche Rolle bei der Schmerzwahrnehmung. Diese Erkenntnis, die auf neueren Forschungsarbeiten über Endorphine beruht, wird teilweise dadurch bestätigt, daß die Injektion eines Morphinantagonisten (Naloxon®, wirkt entgegengesetzt zu Morphium) die analgetische Wirkung der Akupunktur wieder aufhebt.

Die Wirkung solcher Neurotransmitter, deren Sekretion durch Nadelung bestimmter Punkte aktiviert würde, könnte also die Schmerzhemmung durch Akupunktur erklären. Wenn diese Hypothese zutrifft, könnte man annehmen, daß weitere Wirkungen der Akupunktur über andere Neurotransmitter als die Endorphine wirken, deren Funktion vor allem mit dem Schmerz in Zusammenhang zu stehen scheint.

Das alles sind aber nur Hypothesen, und selbst wenn es gelänge, die Beziehung zwischen dem Nadeln eines Punktes und der Sekretion bestimmter Neurotransmitter zu beweisen, müßte immer noch eine ähnliche Beziehung mit anderen Arten der Hautstimulierung belegt werden.

## Die Überlappungsfelder im Gehirn

Dr. Amassian von der Universität Baltimore hat als erster die Bedeutung der Überlappung von Projektionsfeldern des Körpers im Gehirn erkannt. (Hinweise finden sich bei J. Borsarello *La Médecine chinoise,* in *Santé et Médecines Naturelles,* Presses médicales européenes 1976.) Der ganze menschliche Körper wie auch der höherer Säugetiere wird nämlich auf besonderen Arealen des Gehirns dargestellt, den sogenannten Projektionsfeldern. Die Größe dieser Projektionsfelder steht übrigens nicht in Beziehung zur Größe der dort abgebildeten Organe oder Körperteile. Die Sinnesorgane und der Daumen zum Beispiel nehmen im Gehirn einen wesentlich größeren Platz ein als der Oberschenkel oder der Arm. Als wichtigste Tatsache aber hat Amassian nachgewiesen, daß diese Projektionsfelder sehr oft übereinandergreifen und sich gegenseitig überlappen.

Dieses Phänomen ist von erstrangiger Bedeutung, denn manche Teile des Gehirns, die Amassian »overlap« nennt, stehen mit mehreren Teilen des Körpers in Verbindung. Nimmt man zum Beispiel im Gehirn das Projektionsfeld der Hand und das des Dickdarms, so erkennt man, daß sie sich überlappen. Ein bestimmter Punkt auf der Hand steht also mit einer Zone im Gehirn in Beziehung und diese wieder mit dem Dickdarm. Man begreift sehr rasch, wie dieses Phänomen die Wirkungsweise der Stimulationstherapien erklären kann. Die Nadelung oder jede andere Stimulierung eines Hautpunktes würde demnach eine Reaktion im Projektionsfeld dieses Punktes im Gehirn auslösen. Wenn dieser Projektionsspunkt in einem Overlap-Gebiet liegt, ergäbe sich eine weitere Reaktion im Bereich des Organs oder Körperteils, die in dieser Gehirnregion abgebildet sind.

Diese Erklärung, auf die man freilich nicht die gesamte Wirkung der Akupunktur zurückführen kann – denn in der chinesischen Medizin kommen noch viele andere komplizierte Regeln ins Spiel –, hat den Vorteil, mit der Tatsache übereinzustimmen, daß manche Punkte eine Wirkung haben und andere keine. Tatsächlich können die Punkte, deren Projektion sich mit keiner anderen überlappt, nur eine örtliche Wirkung haben, aber keine Fernwirkung.

### Wirkung auf den lokalen Haltungstonus

Diese Begründung stützt sich auf Arbeiten, die auf dem Gebiet der Neurophysiologie durchgeführt wurden. Nach der Hypothese wird die Stimulationstherapie mit der Reflextherapie verglichen. Dabei geht man davon aus, daß Eingriffe im Bereich der oberflächlichen Muskeln örtlich deren Tonus (Spannungszustand) verändern. Diese Änderung wird durch spezifische, unwillkürlich funktionierende Nervenfasern weitergemeldet. Nachdem das zentrale Nervensystem diese Information verarbeitet hat, funkt es Informationen zurück, die sich auf andere Regionen fortpflanzen können. (Dieses Schema des Informationsflusses in mehrere Richtungen nähert sich der Überlappungstheorie. Bei der Reflextherapie ist die Schaltstelle der Information aber nicht das Gehirn, sondern das Zentralnervensystem mit Rückenmark, Hirnstamm und Thalamus, und von lokalisierten Projektionsfeldern kann nicht die Rede sein.) Die meist unbewußten Veränderungen können bewußt gemacht werden und erzeugen dann bessere Wirkungen (zum Beispiel die bewußten körperlichen Reaktionen nach einer Akupunktursitzung oder einer Massage).

Die reflektorische Begründung der Stimulationstherapie hat die Entwicklung besonderer Behandlungsformen ermöglicht, die mit ihr verwandt sind, ohne jedoch auf die chinesische Tradition zurückzugehen. Hier sei vor allem die Reflexzonenmassage erwähnt.

## Zusammenfassung

Diese kurze Übersicht über die Stimulationstherapien aus dem Blickwinkel der westlichen Wissenschaft hat zweifellos die Neugier des Lesers für die traditionelle chinesische Heilkunde und ihre Auffassung von der Akupunktur und verwandten Techniken geweckt. Trotz einer enormen Anstrengung, Entsprechungen zu unserem medizinischen Wissen zu finden, zeigt sich in Wirklichkeit, daß die beste Anwendungsform der Stimulationstherapien noch in der fernöstlichen Tradition zu finden ist, auch wenn ihre theoretischen Grundlagen unserer Denkweise auf den ersten Blick sehr fremd erscheinen.

# Die traditionelle chinesische Medizin

Die traditionelle chinesische Medizin umfaßt ein Spektrum von Therapien, die größtenteils bis ins Altertum zurückgehen. Die therapeutische Handlung selbst besteht sehr häufig aus einem Eingriff im Bereich der Haut, sei es durch Implantation einer Nadel (Akupunktur), durch Hitzeanwendung (Moxibustion) oder durch eine andere Art der Stimulierung, wie im vorigen Kapitel beschrieben.

Diese verschiedenen Therapieformen beruhen auf komplizierten Gesetzen, aus denen sich die Wirkung der Stimulierung von Hautpunkten erklärt, sowie auf der Einnahme pharmazeutischer Substanzen; Beziehungsbegriffe sind dabei Energie, Yin und Yang, Meridiane, Elemente. Diese Gesetze wollen wir summarisch darstellen, indem wir die hervorheben, die am unmittelbarsten mit den Stimulationstherapien im allgemeinen und mit der Magnet-Therapie im besonderen zusammenhängen.

## Abriß der Geschichte der chinesischen Medizin

Es ist nicht leicht, die ersten empirischen Erkenntnisse der fernöstlichen Medizin zu rekonstruieren, denn sie reicht bis in die früheste Geschichte Chinas zurück. Vereinfacht können wir davon ausgehen, daß die ersten therapeutischen Anwendungen von Nadeln, Hitze oder Pflanzen bei prähistorischen Bevölkerungsgruppen erfolgten und nicht genau datiert werden können. Nach Dr. H. Jarricot und Ming Wong, dem wir einen »Essay über die Geschichte der chinesischen Akupunktur« verdanken (in: Niboyet, J. E. H.: *Nouveau Traité d'Acupuncture,* Seiten 97 bis 186, Maisonneuve 1979), hat sich die Akupunktur eher im Osten Chinas entwickelt. Die Moxibustion, also die Anwendung von

Hitze, wurde im kalten Klima Nordchinas bevorzugt, und die Anwendung von Heilpflanzen hat sich bereits sehr früh im Westen Chinas durchgesetzt. All diese Verfahren liefen dann in der Mitte zusammen, im Gebiet der höchsten Zivilisation – dem Yang-Tse-Becken (Gelber Fluß) –, wo eine Verschmelzung stattfand.

Wie dem auch sei, man kann bei der Entwicklung der chinesischen Medizin zwei Haupteinflüsse unterscheiden. Der eine ist das empirische Wissen um die günstige Wirkung bestimmter therapeutischer Verfahren und ihre wahrscheinlich allmählich fortschreitende Systematisierung. Beispielsweise ermöglichte der empirische Nachweis der Heilkraft bestimmter Punkte auf dem menschlichen Körper, deren Stimulierung durch Nadeln oder Hitze Linderung verschafft, den Verlauf der Meridiane zu erkennen, die diese Punkte miteinander verbinden. Ebenso wurde die Erkenntnis der Eigenschaften bestimmter pflanzlicher und tierischer Substanzen durch die Kombination derselben zweifellos vertieft.

Der andere Einfluß war der großartige Entwurf des chinesischen Denkens, der sowohl die Rituale als auch die Regierung und die Theorien über den Kosmos bestimmte. Die Begriffe Yin und Yang zum Beispiel scheinen anfangs nicht für den menschlichen Körper, sondern eher im Zusammenhang mit der allgemeinen Beobachtung der Natur benutzt worden zu sein.

Nun darf man allerdings nicht denken, daß diese beiden Einflüsse aus zwei weitgehend verschiedenen gesellschaftlichen Gruppen stammten, wie es bei unseren Ärzten und Philosophen der Fall ist. Die übertriebene Spezialisierung ist ein relativ neues Übel, und es ist fast sicher, daß sich in den alten Zeiten Personen, die wir ohne Wertung Schamanen, Zauberer, Priester oder Weise nennen können, gleichzeitig mit der Heilkunde und mit der Metaphysik befaßten.

Unter dem gemeinsamen Einfluß empirischer Erkenntnisse und theoretischer Überlegungen, die sich auf die Beobachtung des Universums gründeten, entstand so zweifellos allmählich die chinesische Medizin, die uns immer wieder in Erstaunen setzt.

## Vom Nei Ching zum Abendland

Das älteste und wichtigste Lehrbuch der chinesischen Medizin ist das *Huang Di Nei Ching.* Dieses Werk bleibt die Grundlage der gesamten traditionellen chinesischen Medizin. In der westlichen Medizin gibt es kein vergleichbares Werk. Das *Nei Ching* ist gleichsam die Bibel der fernöstlichen Heilkunde, in der alle wesentlichen Grundlagen behandelt sind und auf die sich noch heute alle Praktiker stützen. Es besteht aus alten Fragmenten. Man nimmt heute an, daß seine ältesten Texte bis ins fünfte Jahrhundert vor Christus und seine jüngsten bis in die frühchristliche Zeit zurückgehen. Das Nei Ching enthält zwei Teile: Der eine heißt Su Wen, »Die einfachen Fragen« des legendären Herrschers Huang Di an seinen Arzt Qi Bo; der andere ist das Ling Shu, »Die Zauberpforte«, das klassische Buch über Akupunktur.

Alle theoretischen Grundlagen der Medizin sind bereits im Su Wen dargestellt. Hier finden wir die Idee des Ch'i (chinesisch) oder Ki (japanisch) – das bedeutet Atem, Lebensenergie –, aber auch die Theorie der fünf Elemente (Holz, Feuer, Erde, Metall, Wasser), die erstmalig in den Wahrsagenden Inschriften (13. und 14. Jahrhundert v. Chr.) erwähnt sind, ebenso wie den Begriff der Meridiane, die Darstellung ihres Verlaufs und die meisten anderen großen Prinzipien.

Das klassische Buch über die Akupunktur, Ling Shu, befaßt sich im besonderen damit, den Verlauf der Meridiane und die Wirkung bestimmter Punkte genau zu bestimmen. Es beschreibt auch die Handhabung der Nadeln und das Vorgehen bei der Wärmeanwendung in Form der Moxibustion.

Auf den im Nei Ching dargestellten Grundlagen hat sich die chinesische Medizin immer weiter entwickelt. Erinnern wir uns, daß bereits unter der Tang-Dynastie (618 bis 907 n. Chr.) ein Kaiserliches Ärzteinstitut gegründet wurde, und daß unter den Dynastien Song, Kin und Yuan (960 bis 1368 n. Chr.) die Akupunktur und die Moxibustion ein wahrhaft goldenes Zeitalter erlebten. So wurde die chinesische Medizin während zweier Jahrtausende ständig bereichert. Gleichwohl hatte sie bereits vor zweitausend Jahren ein ungewöhnlich hohes Niveau erreicht.

In der neueren Zeit erlebte die traditionelle Heilkunde in China eine Periode der Ungnade unter der letzten kaiserlichen Dynastie (Tsing, 1644 bis 1911 n. Chr.), dann noch einmal unter der Kuomintang. Dagegen wurde sie mit dem Beginn des Neuen China rehabilitiert, wie die Erklärung von Mao Tse-Tung aus dem Jahr 1949 beweist: »In der traditionellen chinesischen Medizin und Pharmakopoe besitzen wir ein reiches Erbe. Wir müssen uns bemühen, sie zu erforschen und auf ein höheres Niveau zu bringen.« Daher wurden ganz besondere Anstrengungen unternommen, um das gesamte Wissen der traditionellen chinesischen Heilkunde zu erfassen und es durch Beiträge der westlichen Medizin zu ergänzen. Unter den aufsehenerregendsten Ergebnissen, die in den letzten Jahren erzielt wurden, sind die Analgesie (Schmerzbeseitigung ohne Bewußtseinsverlust) durch Akupunktur sowie bestimmte bereits erwähnte neue Stimulationsbehandlungen zu nennen.

Parallel zu dieser Entwicklung im Fernen Osten haben europäische Ärzte seit dem 19. Jahrhundert begonnen, sich für die chinesische Medizin zu interessieren. Allerdings dauerte es bis zur Rückkehr von Soulié de Morand aus China – er war Anfang dieses Jahrhunderts französischer Konsul in Schanghai, wo er die Kunst der Nadelung erlernte –, bis die Akupunktur in Europa wirklich bekannt wurde. Seit dieser Autor 1934 den *Abriß der echten chinesischen Akupunktur* veröffentlichte, ist die Zahl der westlichen Therapeuten, die chinesische Medizin praktizieren, unaufhörlich gewachsen, und zahlreiche Untersuchungen wurden durchgeführt, um die Beziehungen zwischen westlicher Auffassung und fernöstlicher Therapie herauszufinden.

## Energie

Das erste Prinzip, das in der gesamten orientalischen Medizin an oberster Stelle steht, ist das der Energie: Ch'i oder Ki. Dieser Begriff ist nicht ausschließlich dem Wortschatz der Medizin vorbehalten, sondern er ist auch ein grundlegender Bestandteil der chinesischen Kosmologie. Viele Orientalisten haben Ki mit

Atem übersetzt. In einem Abschnitt von *La Pensée chinoise* (Chinesisches Denken), der sich mit der Zahlensymbolik befaßt, erklärt Marcel Granet, daß dem Atem die Zahl 1 entspricht, denn er ist »das einzigartige und erste, das einfache und das vollkommene Element«. Henri Maspéro schreibt: »Alle Dinge kommen aus Ki. Die neun Energien waren ursprünglich im Chaos vermischt. Als die Welt entstand, trennten sie sich; die reinsten stiegen empor und bildeten den Himmel, die schwersten gingen hernieder und gaben der Erde Gestalt. Der Körper des Menschen besteht aus diesen schweren Energien. Was ihm aber Leben verleiht, ihn lebendig macht, das ist Ki, die Lebensenergie, der Uratem . . .« (Maspéro, H.: *Taoisme et les religions chinoises*)

Diese wenigen Sätze machen uns begreiflich, daß im chinesischen Denken Ki zuallererst die kosmische Energie ist, die das ganze Universum erfüllt und deren Materie nur einer ihrer Aspekte ist. Obwohl jedoch Ki das wesentliche Prinzip des ganzen Universums ist, kann man es nur in seinen äußeren Erscheinungsformen erfassen, was im Nei Ching Ling Shu bereits vor zweitausend Jahren ausgedrückt wurde: »Die Energie wird nur sichtbar und verständlich durch ihre Veränderungen in der Materie.« Unter diesen Erscheinungsformen der Primärenergie haben die Europäer vornehmlich besondere Aspekte wie die mechanische, thermische und elektrische Energie usw. erforscht. Die Chinesen haben die Manifestationen dieser Energie insbesondere beim Menschen untersucht und auf diese Weise eine Medizin entwickelt, die auf einer energetischen Betrachtungsweise des Organismus beruht.

## Die Ursprünge der Energie beim Menschen

Die Chinesen sind niemals Dualisten gewesen. Als sie sich mit dem Problem der menschlichen Energien befaßten, machten sie keinen entscheidenden Unterschied zwischen Materie und Energie: »Ein Lebewesen darf nicht als Materie, die durch Energie belebt ist, verstanden werden. Die Energie hat die Materie, die selbst Energie ist, zur lebendigen Erscheinung hin geordnet. (Nei

Ching Ling Shu) Tatsächlich kann man bei den Erscheinungsformen der Energie mehrere Ebenen unterscheiden. Sie reichen von der Energie, aus der die Materie selbst gebildet wird, bis zur ursprünglichen und kosmischen Energie. Alle diese Manifestationen erzeugen gemeinsam das Leben. Um wirklich zu begreifen, was der Mensch im Hinblick auf sein Energiepotential ist, muß man aufzeigen, wie sich dieses bildet. Da ist zunächst die Lebensenergie, die dem Kind von den Eltern im Augenblick der Zeugung mitgegeben wird. Diese Lebensenergie wird auch als ererbte Energie bezeichnet oder, mit einem wissenschaftlichen Begriff, als hereditäre Energie. Sie entspricht dem Uratem, den Maspéro beschreibt.

»Jedes einzelne Lebewesen erhält somit im Augenblick seiner Zeugung ein ihm eigentümliches Lebenspotential«, um A. Fauberts Worte aufzugreifen. (I. A. Faubert: *Initiation à l'acupuncture traditionelle,* Belfond, Paris 1974). Diese Energie wird ein für allemal jedem von uns gegeben, und man kann weder ihre Qualität noch ihre Quantität verändern. Im Idealfall entspricht unsere Lebensdauer ihrer natürlichen Wachstumskurve. Wir gebrauchen das Wort »Ideal «, denn in der Praxis gestattet das mangelhafte Funktionieren des Energiesystems einer Person eigentlich nie, nach ihrer idealen Lebenskurve zu leben. Die Aufgabe der »Energiemedizin« besteht deshalb auch darin, die Lebenskurve eines Menschen der Kurve seines vitalen Potentials möglichst stark anzunähern. Und das ermöglicht der Tradition zufolge den meisten, hundert Jahre alt und älter zu werden.

Die anderen Hauptquellen der menschlichen Energie sind die der Luft und der Nahrung. Die Energie der Luft entspricht dem aus der Atmosphäre aufgenommenen Sauerstoff. Sie schwankt quantitativ und qualitativ je nach der Reinheit der Luft und in hohem Maße auch je nach Atemtechnik. Die Energie der Nahrung wird über mehrere Organe (Magen, Darm, Milz, Leber) aus festen und flüssigen Nahrungsmitteln gewonnen.

Die Energien aus Luft und Nahrung vereinigen sich im Inneren des menschlichen Körpers durch das System der »Drei brennenden Räume«, das die meisten inneren Organe umfaßt. Sie bilden die essentielle Energie, die im Gegensatz zur Lebensenergie sowohl quantitativ als auch qualitativ schwanken kann, da sie mit den Eigenschaften der Luft und der aufgenommenen Nahrung sowie mit der Atemtechnik und der richtigen Funktion der inneren Organe in unmittelbarer Beziehung steht.

Die essentielle Energie vereinigt sich in einer zweiten Phase mit der Lebensenergie. Die daraus entstehende Energie durchläuft im Organismus besondere Wege (die Meridiane). Auf diese wirken alle Methoden der Energiestimulierung wie Akupunktur, Moxibustion, Massage und Tai-ki-Therapie. Bevor wir das Verhalten dieser Energie im menschlichen Körper, das heißt das Funktionieren des Energiesystems, untersuchen, müssen wir ihr Hauptmerkmal erläutern: ihre Manifestation nach der Bipolarität von Yin und Yang.

## Yin und Yang

Die alten Chinesen haben die Begriffe Yin und Yang geschaffen, um zwei Aspekte der Natur zu bestimmen. Yin und Yang sind keine Kräfte oder Substanzen an sich, sondern vielmehr Sinnbilder des fundamentalen Wechsels, dem sie im Universum unterworfen sind. Insofern lassen sich diese beiden Begriffe nicht genau definieren, doch wir können ihre Bedeutung anhand von Beispielen leicht begreifen.

Tatsächlich braucht man nur die Natur zu beobachten um festzustellen, daß sie sich in Begriffspaaren äußert. Es gibt zum Beispiel Tag und Nacht, Mann und Frau, trocken und feucht, Himmel und Erde, positiv und negativ. Ebenso steht die Höhe gegen Tiefe, rechts gegen links, oben gegen unten, konvex gegen konkav, hell gegen dunkel usw. Die Wirklichkeit zeigt immer zwei Seiten, die gegensätzlich sind und zugleich einander ergänzen. Wärme zum Beispiel existiert nicht absolut, sondern nur im Verhältnis zu einem anderen, entgegengesetzten und komplementären Aspekt, nämlich der Kälte.

Diese Polarität also haben die Chinesen mit den Begriffen Yin und Yang belegt. Der Tag, das Männliche, Trockene, der Himmel, das Positive, Helle, Warme ist *Yang* im Verhältnis zur Nacht, dem

Weiblichen, Feuchten, der Erde, dem Negativen, Dunklen, der Kälte, dem *Yin.* Yang ist Konzentration gegenüber Yin, das Expansion bedeutet.

Der Gegensatz zwischen Yang und Yin ist indessen nicht als absolut aufzufassen wie bei Gut und Böse oder bei Sein und Nichtsein. Tatäschlich handelt es sich um einen Gegensatz, der zugleich relativ und dynamisch ist. Relativ, weil der Aspekt Yang nur in bezug auf Yin und umgekehrt besteht. Betrachtet man zum Beispiel drei verschiedene Temperaturen, so wird die mittlere Temperatur in bezug auf die niedrigere Yang sein, aber in bezug auf die höhere Yin. Diese Relativität erklärt, daß nichts vollständig Yang oder vollständig Yin ist (es gibt stets etwas Yin im Yang und Yang im Yin, wie es das berühmte Symbol des Taoismus in der absoluten Harmonie von Yin und Yang vollkommen ausdrückt). Dynamisch, weil im Universum alles in Bewegung ist und auf eine Yang-Phase eine Yin-Phase folgt, wie die Nacht auf den Tag und die Einatmung auf die Ausatmung.

Die Begriffe Yang und Yin prägen das gesamte chinesische Denken, und infolgedessen werden sie auch in der medizinischen Praxis angewandt. Wir werden diese Anwendung jetzt näher untersuchen.

## Die Polarität beim Menschen

Der menschliche Körper und das Funktionieren des Organismus zeigen sich wie alles andere auch unter den beiden Aspekten Yang und Yin. So ist jeder Körperteil Yang in bezug auf einen anderen Teil, der Yin ist. Der Oberkörper ist Yang in bezug auf den Unterkörper Yin. Die Rückenseite ist Yang gegenüber der Vorderseite Yin. Die Körperoberfläche ist Yang, das Innere des Körpers ist Yin usw. Desgleichen befindet sich ein kontrahierter Muskel in der Phase Yang, ein entspannter Muskel (oder Antagonist) in der Phase Yin (beim Herzmuskel: Systole = Yang, Diastole = Yin). Der Geist im Wachzustand ist in der Yang-Phase, beim Schlafen in der Yin-Phase usw. Die Persönlichkeit eines Individuums ist stärker zu Yang oder stärker zu Yin orientiert. Ein magerer, nervöser Mensch, der zu Schlafstörungen und Erregung neigt, hat mehr Yang als ein wohlbeleibter, weicher, träger und schläfriger Mensch (wenn letzterer alle diese Eigenschaften in hohem Maße besitzt, kann er als stark Yin-orientiert gelten). Dennoch verbergen sich stets einige Yin-Aspekte in einer Yang-Persönlichkeit und umgekehrt.

Nicht nur der Körper, der Organismus, die Persönlichkeit äußern sich entsprechend der Polarität von Yang und Yin, sondern auch die Energie zeigt diesen gleichen doppelten Aspekt. Das ist für uns umso interessanter, als die meisten Krankheiten auftreten, wenn ein Ungleichgewicht zwischen den Yang- und Yin-Aspekten der Energie besteht.

## Die Polarität der Energie

Wir haben bereits festgestellt, daß Ki in erster Linie der Uratem ist, die ursprüngliche kosmische, von Grund aus ungeteilte Energie. Doch schon in diesem Stadium trägt die Energie latent die Keime der beiden Aspekte Yang und Yin in sich.

Auch wenn sich die Energie äußert, zeigt sie automatisch diese beiden entgegengesetzten und einander ergänzenden, relativen und dynamisch miteinander verbundenen Aspekte, Yang auf der einen und Yin auf der anderen Seite. (Darin ist keine Spaltung der Einheit in zwei reale und gegensätzliche Aspekte, also eine Dualität zu sehen; diese Denkweise ist den orientalischen Vorstellungen gänzlich fremd.) Die Manifestation der Energie im menschlichen Körper weist also zwei Pole auf, Yang und Yin, genau wie ein Magnet einen Pluspol und einen Minuspol besitzt.

Wenn ein Mensch gesund sein soll, müssen Yin und Yang, die beiden Pole seiner Energie, im richtigen Verhältnis zueinander und in Harmonie mit der Umgebung sein. Besteht ein Überschuß an Yin- oder Yang-Energie, dann gerät der Organismus ins Ungleichgewicht, und es treten Krankheiten auf. So lassen sich allgemeine Zustände oder örtliche Schmerzen unterscheiden, die auf eine schlechte Verteilung der beiden Aspekte hinweisen.

Depressionen, Angst, Erschöpfung, Furcht, Traurigkeit, Luftschlucken, Müdigkeit, Schwäche, Blutarmut und niedriger Blutdruck zum Beispiel sind Anzeichen für einen allgemeinen Überschuß an Yin. Dagegen sind Wut, Reizbarkeit, Erregung, Unbesonnenheit, Muskelsteifigkeit, Krämpfe, Magersucht, Bluthochdruck Zeichen eines allgemeinen Yang-Überschusses.

Die beiden Aspekte Yin und Yang, die die Qualität der Energie bestimmen, müssen wir durch zwei andere, quantitative Begriffe ergänzen: die Leere und die Fülle. Leere bedeutet hier einen Mangel an Energie, Fülle einen Überschuß an Energie. Beide Begriffe können sich natürlich nach unserem polaren Universalschema äußern: Danach ist die Leere Yin in bezug auf die Fülle Yang.

Die durch einen Überschuß an Yin oder durch ein Symptom der Leere charakterisierten Ungleichgewichte äußern sich als Expansion und Dilatation. Die angemessene Therapie zielt auf Konzentration und Stimulierung. Ungleichgewichte, die sich durch einen Überschuß an Yang oder ein Symptom der Fülle auszeichnen, zeigen sich als zu starke Konzentration und zu starke Spannung. Die entsprechende therapeutische Maßnahme bezweckt Expansion und Beruhigung.

## Der Kreislauf der Energie

Die Polarität ist nicht das einzige Merkmal der Energie beim Menschen. Diese aus der Vermischung drei verschiedener Energien (hereditär, aus der Luft, aus der Nahrung) gebildete Energie wird einerseits in zwei Formen mit verschiedenen Aufgaben unterteilt und durchläuft andererseits den Organismus nach einem präzisen Rhythmus über das System der Meridiane.

### Yong- und Wei-Energie

Die Entstehung und Verteilung der Energie im Organismus erfolgt über die Funktion der inneren Organe, die nach chinesischer Tradition in das System der »Drei brennenden Räume«

(Dreifacher Erwärmer) aufgeteilt werden. Wir brauchen hier nicht den Mechanismus dieses Systems zu erläutern. Es genügt, wenn wir wissen, daß die »Drei brennenden Räume« zwei Arten von Energie im Körper verteilen.

Die eine ist die Yong-Energie. Yong ist nährende, dichte Energie, die das Gleichgewicht und die Stabilität des Energiesystems in seiner Gesamtheit gewährleistet. Yong zirkuliert in den Hauptmeridianen.

Die andere ist die Wei-Energie. Wei ist abwehrende Energie. Sie garantiert die ersten Abwehrreaktionen des Organismus gegen Angriffe von außen. Diese Energie folgt nicht dem Verlauf der Meridiane, sondern findet sich in den oberflächlichen Körperzonen, wo sie der Haut und den Muskeln Widerstandskräfte gegen schädliche Energien von außen verleiht.

Das Vorhandensein der Wei-Energie ist für die Tai-ki-Therapie von grundsätzlicher Bedeutung, denn es erklärt zweifellos einen Teil ihrer Wirkung (selbstverständlich aus der Sicht der traditionellen chinesischen Medizin). Tatsächlich verursacht eine Konzentration von Wei häufig die schmerzhaften Punkte außerhalb der Meridiane. Sie werden manchmal mit Magnetpflastern behandelt. Andererseits weist die Beziehung zwischen dieser Energie und den Muskeln auf die psychosomatische Bedeutung der Rückenmuskulatur hin; wir werden später sehen, daß den Magneten eine gesicherte psychosomatische Funktion zukommt, da sie an den Punkten der Verspannung wirken.

## Das System der Meridiane

Es gibt zwölf Hauptmeridiane, in denen die Energie zirkuliert. Da aber jeder von ihnen in bezug auf die Mittellinie des Körpers einen symmetrischen Ast besitzt, gibt es insgesamt 24 Meridiane, die mit zwölf verschiedenen Namen belegt sind. Dieser Umstand ist von Bedeutung, da jeder auf dem Körper beschriebene Punkt einen Symmetriepunkt auf der Gegenseite hat und im allgemeinen beide Punkte gemeinsam behandelt werden müssen.

Die Meridiane sind mit den zehn Organen und mit den von der

traditionellen chinesischen Medizin anerkannten beiden Funktionen verbunden. So kennt man beispielsweise den Lungenmeridian, den Meridian des Dickdarms, den des Magens, den Zwerchfellmeridian (mit dem manchmal die Bauchspeicheldrüse verbunden ist), den Meridian des Herzens, den Dünndarmmeridian, Blasenmeridian, Nierenmeridian, Gallenblasenmeridian, Lebermeridian, den Dreifachen Erwärmer und die Pforte des Lebens. Die Funktionen der Organe sind meist umfassender als die, die man ihnen im Westen zuschreibt: So gibt es zum Beispiel Beziehungen zwischen dem Dickdarm und entzündlichen Erkrankungen von Hals und Nebenhöhlen oder zwischen Gallenblase und Sexualität. Hinsichtlich der Organfunktionen bestimmt der Dreifache Erwärmer die Atmung, die Verdauung und die Funktion der Harn- und Geschlechtswege. Die Pforte des Lebens steht in Beziehung zum Blutkreislauf, zum Herzen und zu den Geschlechtsorganen. Die charakteristischen Punkte eines Meridians schließlich stehen nicht zwangsläufig in Verbindung mit dem Organ, von dem er seinen Namen hat. Ein Punkt des Nierenmeridians kann zum Beispiel auf Blasenstörungen wirken.

Der Verlauf der Meridiane beginnt oder endet an den Enden der Extremitäten (Hände und Füße). Dies erklärt, warum die an den Enden der Gliedmaßen gelegenen Punkte (zwischen Knie und Fuß oder zwischen Ellbogen und Hand) besonders wirksam sind. Die Energie zirkuliert auf besondere Art. Daher läßt sich der Energiefluß von dort aus leichter beeinflussen.

Wir müssen noch zwei besondere Meridiane erwähnen: die unpaaren Gefäße. Es handelt sich um Du Mai und Ren Mai, die auf der Mittellinie des Körpers liegen. Beide gehen von einem Punkt zwischen After und äußerem Genitale aus und treffen sich wieder zwischen Nase und Mund. Der eine verläuft mitten über den Rücken, der andere mitten über die Vorderseite des Körpers. Auf diesen Meridianen befinden sich zahlreiche sehr wirksame Punkte. Im praktischen Teil werden wir häufig auf die Punkte der Mittellinie über dem Bauch hinweisen. Diese Punkte gehören zum Ren Mai-Meridian.

Die hier gegebene Beschreibung des Meridiansystems ist keineswegs vollständig. Es gibt in Wirklichkeit acht unpaare Gefäße sowie tiefe und oberflächliche Meridiane. Indes enthält keiner von ihnen weitere spezifische Punkte, und wir brauchen sie nicht zu kennen, um die Magnetpflaster anwenden zu können.

## Die Energiekreisläufe

Die Energie zirkuliert im 24-Stunden-Rhythmus und nach einer unveränderlichen Ordnung von einem Meridian zum anderen. Die Zirkulation beinhaltet nicht, daß sich alle Energie zur gleichen Zeit verschiebt. Es handelt sich vielmehr um eine Welle, die einen geschlossenen Flüssigkeitskreislauf durchläuft: Die Flüssigkeit ist dauernd im ganzen Kreislauf vorhanden, aber sie wird periodisch in jedem Teil der Strecke bewegt. Da es zwölf Meridiane gibt und der Rhythmus 24 Stunden pro Tag beträgt, erhält normalerweise jeder Meridian zwei Stunden am Tag einen Zufluß an Energie. Dieser tägliche Energiezyklus (in Sonnenzeit) wird im folgenden beschrieben.

Der Umlauf der Energie folgt außerdem dem Rhythmus der Jahreszeiten. Manche Organe und die mit ihnen verbundenen Meridiane erhalten auf diese Weise während einer bestimmten Jahreszeit einen Überschuß an Energie. Es ist unnötig, an dieser Stelle auf diesen zweiten Zyklus ausführlich einzugehen, denn dazu müßte die Theorie der fünf Elemente vertieft werden, von denen die fünfte Jahreszeit abhängt, die bei den Chinesen in den Rahmen des jahreszeitlichen Energiekreislaufes gehört.

| | | | | |
|---|---|---|---|---|
| Lebermeridian | zwischen | 1 Uhr | und | 3 Uhr |
| Lungenmeridian | zwischen | 3 Uhr | und | 5 Uhr |
| Dickdarmmeridian | zwischen | 5 Uhr | und | 7 Uhr |
| Magenmeridian | zwischen | 7 Uhr | und | 9 Uhr |
| Milzmeridian | zwischen | 9 Uhr | und | 11 Uhr |
| Herzmeridian | zwischen | 11 Uhr | und | 13 Uhr |
| Dünndarmmeridian | zwischen | 13 Uhr | und | 15 Uhr |
| Blasenmeridian | zwischen | 15 Uhr | und | 17 Uhr |
| Nierenmeridian | zwischen | 17 Uhr | und | 19 Uhr |

| | | | |
|---|---|---|---|
| Pforte des Lebens | zwischen | 19 Uhr | und 21 Uhr |
| Dreifacher Erwärmer | zwischen | 21 Uhr | und 23 Uhr |
| Gallenblasenmeridian | zwischen | 23 Uhr | und 1 Uhr |

Die tageszeitlichen und jahreszeitlichen Rhythmen, denen der Energiekreislauf folgt, sind außerordentlich wichtig für die Tiefenbehandlungen, die der Kenner der chinesischen Medizin durchführt. Manche Schwächen der Organe erklären sich zum Beispiel auf natürliche Art, wenn sich diese Organe während der Energiezyklen in einem Wellental befinden. Andererseits muß eine derartige Behandlung die Wechselwirkungen zwischen Organen berücksichtigen, die von den Energiezyklen bestimmt werden.

Für den Patienten, der Schmerzen oder leichte Beschwerden lindern will, ist es freilich nicht unerläßlich, alle zyklischen Gesetze der Energie genau zu kennen. Diese sind nämlich außerordentlich kompliziert und bedürfen eines intensiven Studiums. Allerdings kann sich der Leser über das Vorhandensein dieser Zyklen informieren. Zuerst beweisen sie den dynamischen Charakter des Energiekonzeptes. Wir brauchen uns hier nicht mit der statischen Konzeption vom Menschen auseinanderzusetzen, sondern im Gegenteil mit einem Organismus in ständiger Bewegung. Die Beziehungen schließlich zwischen Organismus und Universum, ihre völlige gegenseitige Abhängigkeit werden in den Kreisläufen veranschaulicht, in denen die Energie abhängig von den kosmischen Rhythmen zirkuliert: Der Tageszyklus hängt von der Erdumdrehung ab. Endlich erklären die Energiezyklen, warum die Wirkung auf einen Meridian einen anderen Meridian beeinflussen kann: Die Fehlsteuerung eines Organs kann auf einer Blockierung im Bereich eines anderen Organs beruhen, das ihm in der normalen Folge des Energiekreislaufs vorgeordnet ist. Durch die Aufhebung der Blockierung kann das fehlgesteuerte Organ wieder ins Gleichgewicht gebracht werden.

Die Akupunkturpunkte

Wir wenden uns von diesem Thema ab und kommen wieder auf den Ausgangspunkt zurück: das Vorhandensein von Punkten auf der Haut, die besondere therapeutische Eigenschaften besitzen. Diese Punkte veranschaulichen gewissermaßen die gerade erläuterten Begriffe. Tatsächlich ist jeder Meridian von Punkten gesäumt, die ebenso viele »Energienester« bilden, deren Stimulierung nach genauen Regeln im allgemeinen die Zirkulation der Energie verändert.

Man zählt 365 Akupunkturpunkte, die ungleichmäßig auf die verschiedenen Meridiane verteilt sind, vom Meridian des Herzens und der Pforte des Lebens mit 9 Punkten bis zum Blasenmeridian mit 67 Punkten. Außer diesen gibt es zahlreiche Punkte außerhalb der Meridiane. Manche sind beschrieben und ihre Wirkungen bekannt (zum Beispiel der Punkt Yin Tran zwischen beiden Augen), doch gibt es viele andere, die sich individuell und nach besonderen Symptomen bemerkbar machen. Diese Punkte stehen eher in Beziehung zur Wei-Energie, deren Zirkulation nicht dem System der Hauptmeridiane folgt. In der chinesischen Medizin interessiert uns die Kenntnis solcher Punkte außerhalb der Meridiane ganz besonders, weil die Acu-dot-Magnetpflaster selbst dann eine starke Wirkung auf Schmerzpunkte haben, wenn diese nicht auf den Hauptmeridianen liegen. Eine derartige Wirkung war schon zur Zeit des Nei Ching bekannt, das empfiehlt: »Die schmerzhaften Punkte sollen genadelt werden.«

Jeder der 365 Punkte auf den zwölf Hauptmeridianen und den zwei unpaaren Gefäßen hat einen chinesischen Namen und ist numeriert in bezug auf den Meridian, zu dem er gehört. An diese Numerierung halten wir uns auch im praktischen Teil.

Die Lokalisationen der Punkte sind bereits in den ältesten Werken der chinesischen Medizin beschrieben. Alle Arbeiten, die seit einigen Jahrzehnten sowohl im Fernen Osten als auch im Westen durchgeführt wurden, haben diese Lokalisationen auf moderner anatomischer Grundlage bestätigt.

Auf jedem Meridian gibt es mehrere Kategorien spezifischer Punkte. Am wichtigsten sind die Shu-Punkte an den Enden der

Gliedmaßen, die Luo-Punkte, die die Energieübertragung von einem Meridian auf den anderen gewährleisten, und die Ausgangspunkte, die das Gleichgewicht der Meridiane regulieren. Diese verschiedenen Kategorien erklären, warum manche Punkte wichtiger sind als andere. Es gibt außerdem einige »große Punkte«, deren energetische Wirkung beträchtlich ist und die bei vielen verschiedenen Symptomen behandelt werden müssen. Beispielsweise sind die Punkte 36 auf dem Magenmeridian (Zusanli), 4 auf dem Dickdarmmeridian (Hegu) sowie 6 und 12 auf dem unpaaren Gefäß Ren Mai (Qihai und Zong Wan) in zahlreichen Fällen zu empfehlen, um die Magnetpflaster aufzukleben. Sie werden auch sehr oft mit Akupunktur oder Moxibustion behandelt.

## Die Wirkung der Punkte nach der traditionellen chinesischen Medizin

Die Hauptpunkte sind bevorzugte Stellen für Eingriffe in das Energiesystem. Über sie kann man ein gestörtes Gleichgewicht im Kreislauf der Energie wiederherstellen. Diese Störung stellt in der traditionellen chinesischen Medizin den Ursprung der Krankheiten dar.

Krankheit ist in Wirklichkeit das Symptom eines energetischen Ungleichgewichts. Sie tritt auf, wenn Yin und Yang nicht mehr im richtigen Verhältnis zueinander stehen, wenn der Kreislauf der Energie in den Meridianen blockiert ist, wenn die Energiezyklen im Organismus nicht mehr mit den kosmischen Zyklen übereinstimmen. Durch richtige Beeinflussung des Punktes oder der Punkte, die diesem Ungleichgewicht entsprechen, kann ein harmonischer Kreislauf der Energie wiederhergestellt werden.

Zwei hauptsächliche Wirkungsweisen, die man mit der universalen Polarität Yin – Yang in Beziehung setzen kann, sind zu betrachten. Die eine ist die expandierende Wirkung Yin. Sie ist anzuwenden bei Energieblockierung, Überschuß an Yang, zu starker Konzentration. Die andere ist die tonisierende Wirkung

Yang. Sie empfiehlt sich bei Mangel an Energie, Überschuß an Yin, zu starker Expansion. Die Unterscheidung zwischen diesen beiden Wirkungsarten ist wesentlich für die chinesische medizinische Praxis. Dennoch darf man Expansion und Tonisierung nicht in einem zu starren Rahmen sehen. Tatsächlich erweist sich mitunter, daß die einfache Stimulierung eines Punkts unabhängig von der Art der Einflußnahme eine Energieregulierung herbeiführt.

So gilt etwa die Wirkung der Moxibustion eher als tonisierend. Aber vor allem ist es die Zufuhr der Hitze an sich, die unabhängig von der Idee der Expansion oder Tonisierung wohltut.

Im Fall der magnetischen Stimulierung von Akupunkturpunkten erwartet man natürlich mit Recht, daß Nordpol und Südpol unterschiedliche Wirkung haben, die sich als Expansion oder als Tonisierung äußert. Nach dieser Hypothese wäre der dämpfende Nordpol oder Minuspol eher expandierend und der Südpol oder Pluspol eher tonisierend. Dieses Schema scheint jedoch für die Praxis etwas zu einfach zu sein. Tatsächlich zeigt sich, daß die Anwendung eines bipolaren Magnetfeldes, wie zum Beispiel bei manchen Halsbändern mit zylindrischen Magneten, bereits eine regulierende Wirkung des Energiesystems zur Folge hat. Andererseits haben wir gesehen, daß die therapeutische Anwendung der Magnete ohne Bezugnahme auf die chinesische Tradition überwiegend über den Nordpol und damit über die dämpfende Wirkung erfolgt. Bei der Anwendung der polarisierten Magnetpflaster, auf die wir im praktischen Teil eingehen, hat der Nordpol Kontakt mit der Haut, und die *regulierende* Wirkung auf das energetische System ist unverkennbar.

Es scheint demnach, daß die magnetische Beeinflussung der Akupunkturpunkte zuallererst eine regulierende Wirkung hat. Aber auch die Anwendung des Südpols ist durchaus in Betracht zu ziehen und gestattet sicherlich, in besonderer Weise auf eben diese Punkte einzuwirken. Diese Anwendungsmöglichkeit bleibt aber vorläufig schwieriger und sollte unseres Erachtens der praktischen Erfahrung routinierter Akupunkteure vorbehalten bleiben.

Sowohl bei der Magnet-Therapie als auch bei Stimulationstherapien anderer Art dürfte feststehen, daß es vielfältige Wirkungen gibt und daß wir keineswegs sie alle kennen. Es wäre natürlich äußerst wünschenswert, daß auf dem Gebiet der magnetischen Stimulierung von Akupunkturpunkten unter Einbeziehung von Nordpol und Südpol weitere Forschungsarbeit geleistet würde. Vorläufig erweist sich die Anwendung des Nordpols oder bipolarer Magnete auf der Haut als genügend wirksam und nebenwirkungsfrei, so daß man sie als einfaches Stimulierungsmittel in der Hand des Akupunkteurs oder des interessierten Laien empfehlen kann. Die Besonderheit dieser Art der Stimulierung besteht darin, daß Regulierung erreicht wird. Am besten sprechen die Beschwerden und Leiden an, die wir aufgrund unserer Erfahrung im praktischen Teil des Buches vorstellen.

# Praktischer Teil

# Magnetdruck und Tai-ki-Therapie

Die im praktischen Teil verwendeten Magnete sind die bereits erwähnten abgeplatteten Magnetkügelchen mit kleinem rundem Pflaster als Träger. Diese in Japan hergestellten Magnetpflaster werden in mehreren europäischen Ländern vertrieben. Magnete gibt es in verschiedenen Formen mit geringfügig variierender Stärke und Größe. Nichtsdestoweniger besitzt das Grundmodell (vgl. schematische Darstellung) genügend spezifische Merkmale, um als neuartiges Therapeutikum gelten zu dürfen, das die Wirkungen der Magnettherapie mit den Hauptregeln der chinesischen Akupunktur vereint.

Schematische Darstellung eines Tai-ki-Acu-dot-Magneten:

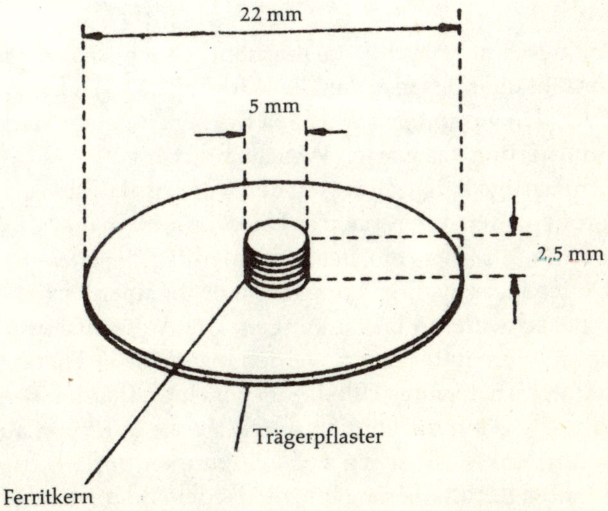

## Tai-ki-Therapie

Bei dieser neuen Methode werden kleine polarisierte Magnete in Form abgeflachter Kügelchen zur Stimulierung von Akupunkturpunkten verwendet. Neben der lindernden Wirkung der Magnete auf schmerzende Körperstellen, wie Nakagawa sie in seinen Untersuchungen nachweisen konnte, nutzt die Methode die Gesetze der Akupunktur, um Punkte zu beeinflussen, die von der direkt behandelten Region entfernt liegen.

Die methodische Anwendung wurde erst durch die Herstellung genügend starker und kleiner Magnete ermöglicht, mit denen eine exakt lokalisierte Wirkung erzielt werden kann. Für den Kontakt mit der Haut benutzen wir nur den Nordpol oder Minuspol (vgl. »Die Wirkung der Punkte nach der traditionellen chinesischen Medizin« Seite 72)

Die Wirkung der Tai-ki-Therapie läßt sich auf mehreren Ebenen deuten:

- Wirkung der Magnettherapie;
- Stimulierung spezifischer, durch die traditionelle chinesische Heilkunde definierter Punkte (Wirkung auf die Wei-Energie und Harmonisierung des Energiesystems).

Im Rahmen einer psychosomatischen Betrachtungsweise der Medizin steht überdies fest, daß die Wirkung der Magnete durch Einfluß auf den gesamten Tonus des Körpers zu einer stärkeren Reharmonisierung des ganzen Wesens führt.

Diese neuartige Behandlung hat den Vorzug, daß sie auch von einem großen Kreis interessierter Laien unmittelbar angewandt werden kann – sei es, um bestimmte Alltagsbeschwerden zu lindern, oder sei es als Ergänzung anderer therapeutischer Maßnahmen bei schwereren Erkrankungen. Die Ärzte, insbesondere die Akupunkteure unter ihnen, werden in der Tai-ki-Therapie ein nicht zu unterschätzendes Hilfsmittel bei eingreifenden Behandlungen finden, denn sie können durch sie die Wirkung auf die Akupunkturpunkte zwischen zwei Sitzungen verlängern und auch Patienten leichter behandeln, die Nadeln oder Moxibustion schlecht vertragen (Kinder, alte Menschen usw.). Schließlich werden auch Krankengymnasten und Masseure infolge der Wirkung auf den Muskeltonus (bei allen Deformationen) großen Nutzen aus der Anwendung der Magnete ziehen. In diesem praktischen Teil haben wir zwei Hauptanwendungsgebiete unterschieden:

Wirkung auf schmerzhafte Zonen über den dämpfenden Effekt der Magnete (Nordpol oder Pluspol);
Symptomatische Wirkung unter Nutzung der örtlich schmerzenden Punkte *und* der nach den Regeln der Akupunktur definierten Fernpunkte.

Ein Abschnitt richtet sich speziell an die Therapeuten, die sich mit chinesischer Medizin befassen.

Außer ihrem spezifischen Einfluß auf die Akupunkturpunkte harmonisiert die Anwendung der Magnete das körpereigene Magnetfeld des Behandelten, der somit gegen äußere Störungen unanfälliger wird.

## Anwendungsweise der Magnetpflaster

Einige Anwendungsregeln müssen beherzigt werden:

*Dauer*
Die Magnetpflaster sollen im allgemeinen drei bis fünf Tage an Ort und Stelle verbleiben. Zu langes Aufliegen des Pflasters kann eine leichte Hautreizung hervorrufen. Bei Langzeitbehandlungen muß die Haut sich zwischendurch jeweils zwei bis drei Tage erholen können. Die Behandlungsdauer kann auch viel kürzer sein. Sobald die gewünschte Wirkung erzielt wurde, müssen die Magnete entfernt werden.

*Menge*
Die Anzahl der benötigten Magnete ist sehr unterschiedlich: Ein Therapeut kann bis zu 10 oder 15 Magnete für angezeigt halten;

ansonsten sollte man sich auf zwei bis acht Magnete beschränken.

*Plazierung*
Außer bei örtlich umschriebenen Schmerzzonen, bei denen die Magnetpflaster auf eine ganz bestimmte Stelle (zum Beispiel Verstauchung) aufgeklebt werden, sind symmetrische Punkte auf jeder Körperhälfte zu bevorzugen (bezogen auf die Längsachse).

*Wiederverwendung*
Auch wenn die Magnete nach Erstverwendung noch magnetisiert sind, sollen sie nicht zweimal hintereinander angewandt, sondern nach einmaligem Gebrauch weggeworfen werden. Es gibt noch keine rationelle Erklärung dafür, aber wir haben festgestellt, daß die Magnete nach Gebrauch nicht mehr dieselbe therapeutische Wirksamkeit besitzen, gerade als wären sie nach Behandlung der Punkte mit schädlicher Energie »aufgeladen«.

*Örtliche Nebenwirkungen*
Sie treten sehr selten auf. Es kann freilich zu kleinen Rötungen oder Hautausschlägen in der direkten Umgebung des Magneten kommen (evtl. Pflasterallergie). In diesem Fall empfiehlt es sich, die Haut unbedeckt zu lassen und, falls nötig, die Stelle leicht mit Jodalkohol zu bepinseln.

*Gegenanzeigen/Vorsichtsmaßnahmen*
Bei empfindlicher Haut ist eine gewisse Vorsicht angebracht.

Magnete nicht bei Hautausschlägen anwenden: Die Haut verändert sich zu schnell, als daß man voraussehen könnte, an welchen Stellen z. B. Pickelchen auftreten.

Magnete nicht auf Körperstellen bringen, an denen die Haut geschädigt ist. Die Magnete haben dennoch einen günstigen Einfluß auf Hautleiden, wenn man sie auf die richtigen Stellen klebt.

Die Magnete sollen ferner nicht auf bestrahlten Stellen (Röntgenbestrahlung nach Krebserkrankung) oder im Bereich von

Metallprothesen (Zahnprothesen, Nagelung) angewandt werden. Im letzteren Fall kann nämlich eine sehr ernste Verschlimmerung der Beschwerden resultieren. Außerdem dürfen die Magnete nicht in der Nähe elektromagnetisch wirkender Apparate innerhalb und außerhalb des Körpers (z. B. Hörhilfen, Herzschrittmacher) angebracht werden.

## Wirkungen auf die schmerzenden Zonen

Am häufigsten und am wohltuendsten ist die Anwendung der Magnetpflaster auf schmerzenden Stellen. Das ist die Hauptindikation, bei der die Tai-ki-Therapie in Japan von der breiten Bevölkerung angewandt wird. Die im zweiten Kapitel zitierten statistischen Untersuchungen beziehen sich auf diese Art von Schmerzen.

Die Schmerzen, mit denen wir uns hier beschäftigen wollen, können mehrere Ursachen haben:

*Traumatische Ursachen:* Verstauchung, Bänderzerrung, Muskelriß, Tennisellbogen (Entzündung der Sehnen des Ellbogengelenks); bestimmte Knochenbrüche, die ohne Gipsverband behandelt werden (Rippe, Nasenbein usw.).

*Rheumatische Ursachen:* Hexenschuß, Rheumatismus in Hüftgelenk und Schulter, Arthrose der Halswirbelsäule, alle Gelenkschmerzen. Im allgemeinen sind die Magnete bei chronischen rheumatischen Entzündungen besonders wirksam, aber sie helfen nur wenig bei akuten Infektionen oder akuten entzündlichen rheumatischen Erkrankungen.

Unabhängig von diesen beiden Hauptursachen kann es Schmerzen unterschiedlicher Herkunft geben, die das System der Muskeln, der Sehnen und der Gelenke befallen. Das sind zum Beispiel Schmerzen, die bedingt sind durch Klimastörungen (Kälteeinbruch, Feuchtigkeit, Föhn usw.); durch Stoffwechselstörungen infolge Fehlernährung (zuviel Fleisch oder zu üppiges Essen mit nachteiliger Wirkung auf Muskeln und Sehnen); durch schlechte Körperhaltung; durch Rückwirkung psychischer Spannungen, die über das vegetative Nervensystem zu Muskelverspannungen führen; durch Schmerzen aufgrund eines Ungleichgewichts innerer Organe, die auf Zonen an der Körperoberfläche zurückwirken.

Unabhängig von ihrer oben beschriebenen Pathogenese stehen alle diese Schmerzen in Beziehung zu einer fehlerhaften Körperhaltung. Hilfreich ist also nicht nur die Behandlung der Verspannungspunkte mit Magneten, sondern auch die Bewußtmachung dieser anormalen Spannungen sowie die Bemühung, sie durch eine physiologisch richtige Körperhaltung zu korrigieren. Diese anfänglich bewußte Anstrengung wird durch wiederholtes Training unbewußt, indem sie sich in die Nervenbahnen einprägt, die den Muskeltonus des Körpers kontrollieren.

Die Fähigkeit der Magnete, Spannungen zu lindern, kann diese Bemühungen unterstützen. Die Magnete können also auch eine wirksame zusätzliche Maßnahme bei der Rehabilitation von Kranken darstellen.

## Plazierung der Magnete

In jedem Fall müssen die verspanntesten und schmerzhaftesten Punkte in der betreffenden Region aufgesucht werden. Dies geschieht am besten, indem man mit dem Daumen unter mäßigem Druck die schmerzende Zone abtastet. Die Punkte, die sich härter anfühlen und die größeren Widerstand leisten, sowie die Punkte, an denen ein heftigerer Schmerz als in der Umgebung ausgelöst wird, sind zu behandeln, das heißt auf ihnen soll ein Magnet angebracht werden. Im allgemeinen findet man auf diese Weise Punkte, die im System der Meridiane Akupunkturpunkte sind.

Um Ihnen das Auffinden der Punkte zu erleichtern, haben wir die folgenden Anleitungen durch Schemata der Körperregionen illustriert. Die Schmerzen werden hier unabhängig von ihrem Ursprung nur lokal betrachtet. Selbstverständlich ist jeder Schmerz in seiner Qualität einzigartig, und Sie mögen daher andere Punkte als die dargestellten finden.

Für diese örtlich bestehenden Schmerzen ist es im allgemeinen nicht erforderlich, die Magnete symmetrisch auf beiden Körperhälften zu plazieren, mit Ausnahme der Punkte neben der Mittellinie.

Da viele der beschriebenen Schmerzen chronisch sind, sollte man nicht zögern, die Magnete regelmäßig und wiederholt anzuwenden. Allerdings ist zwischen zwei Anwendungen von Magneten auf demselben Punkt eine Ruhepause von zwei bis drei Tagen einzuschalten.

# Ellbogenschmerzen

Es gibt mehrere sehr wichtige Energiepunkte, die untersucht werden müssen (siehe Abbildung).

Die Punkte auf der Innenseite des Unterarms in Ellbogennähe sowie auf der Rückseite oberhalb der Handwurzel sind aufzusuchen. Desgleichen muß man nach den empfindlichen Punkten am Nacken und im Bereich der oberen Brustwirbelsäule fahnden.

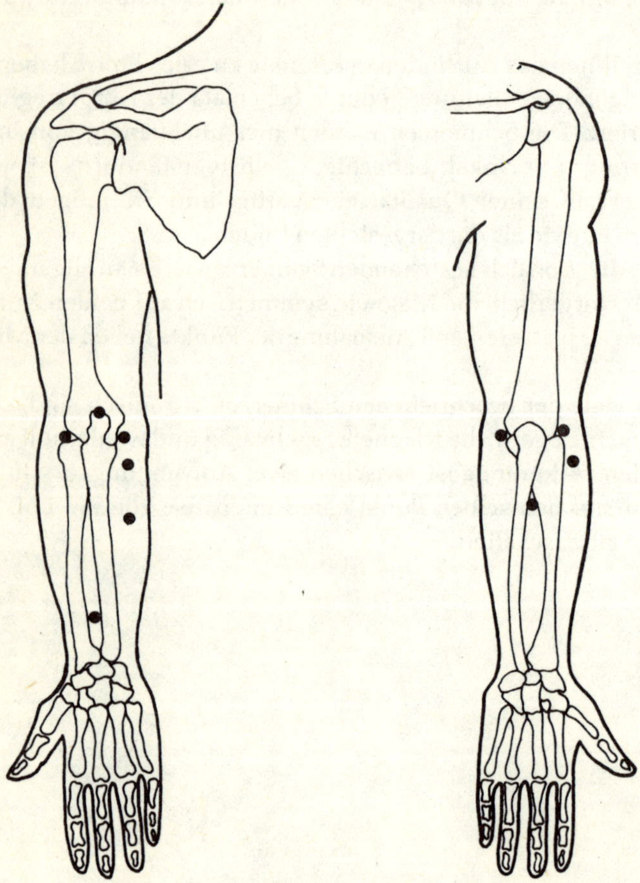

# Fußgelenkschmerzen

Es handelt sich im wesentlichen um Verstauchungen. Je nach Art der Verstauchung überwiegen die Schmerzpunkte auf der Außenfläche oder der Innenfläche des Knöchels.

Fast immer muß man einen der beiden Punkte behandeln, die unterhalb des Außenknöchels (Punkt 62 des Blasenmeridians) oder unterhalb des Innenknöchels (Punkt 6 des Nierenmeridians) liegen. Beide sind starke Energiepunkte.

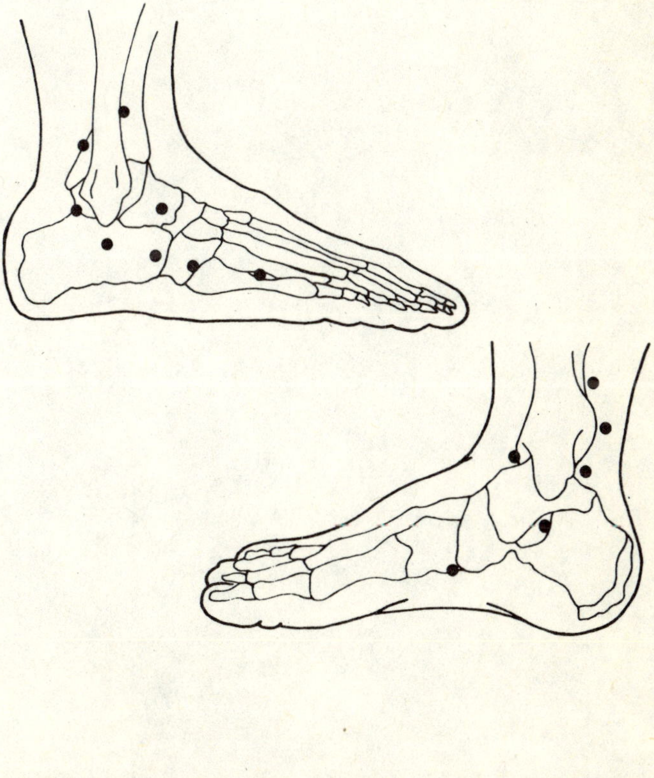

# Nackenschmerzen

Nackenbeschwerden werden meist durch Schiefhals (Tortikollis) oder Schmerzen infolge Arthrose der Halswirbelsäule hervorgerufen. Sie können aber auch durch Verspannungen infolge Verdauungsstörungen (Leber, Gallenblase) oder durch Fehlhaltungen des Kopfes bedingt sein.
Die Punkte sind entlang der Halswirbelsäule zu suchen. Die Magnete werden zwischen zwei Wirbeln angebracht, an der Schädelbasis und auf der Außenseite oder auf der Vorderseite des Halses. Leider sind wegen des Haaransatzes manche Punkte schwer zu behandeln.

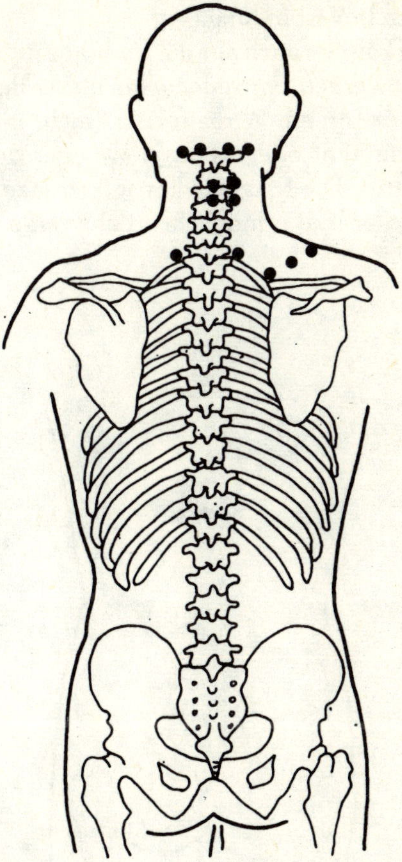

# Rückenschmerzen

Die Schmerzpunkte liegen meist zwei Finger breit beiderseits der Wirbelsäule. Die Punkte des Blasenmeridians stehen mit den inneren Organen in Verbindung.

Die Magnete können auch auf die Verbindung zwischen zwei Wirbeln plaziert werden, entweder wenn dieser Bereich auffällig schmerzhaft ist, wenn ein Wirbelfortsatz nicht in gerader Linie mit den anderen steht oder wenn er weniger deutlich als die anderen hervortritt. Die Magnete korrigieren den Muskeltonus der Rückenstrecker und ermöglichen daher eine bessere Statik der Wirbelsäule.

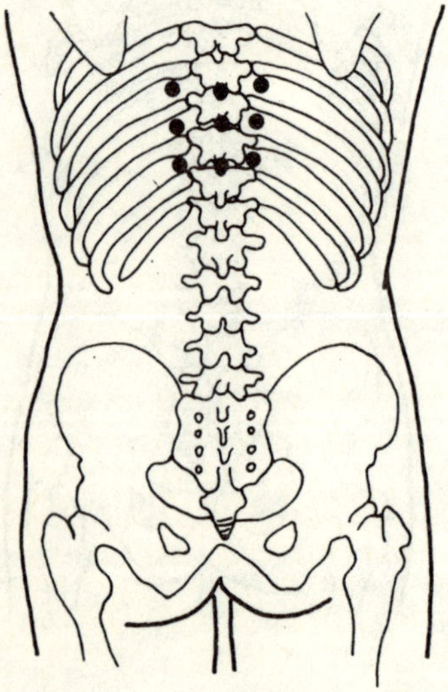

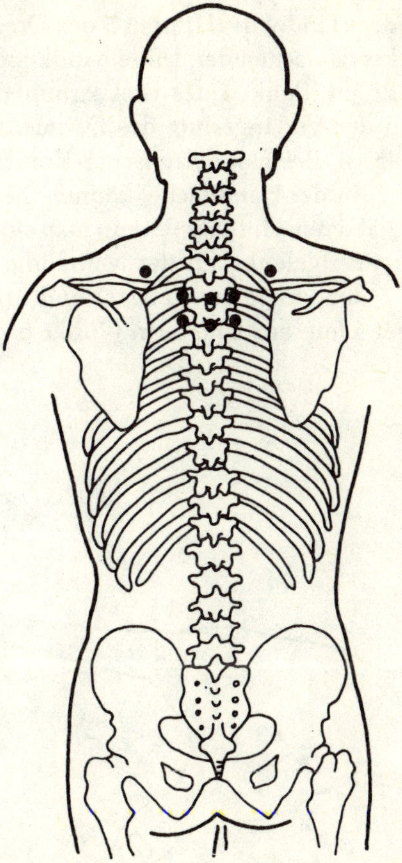

## Schmerzen in Hand und Handwurzel

Man geht vor wie bei den anderen Körperteilen, indem man die Schmerzpunkte aufsucht. Da es jedoch schwierig ist, die Magnetpflaster auf die Finger zu kleben, werden je nach Empfindlichkeit die folgenden, auf der Zeichnung angegebenen Punkte behandelt: Rückseite der Handwurzel (Punkt 5 des Dreifachen Erwärmers), Handrücken zwischen den Mittelhandknochen von Daumen und Zeigefinger (Punkt 4 des Dickdarmmeridians), Handwurzelgelenk an der Verlängerung des Daumens (Punkt 5 des Dickdarmmeridians). Bei Dupuytrenscher Kontraktur (Verkürzung der Sehnen auf der Handfläche) können die Magnete eine nicht zu unterschätzende Hilfe sein, wenn man sie auf der Innenseite des Handwurzelgelenks auf der Mittellinie zwischen den Sehnen (Punkt 7 der Pforte des Lebens) und drei Finger breit weiter auf dieser Linie am Unterarm (Punkt 6 der Pforte des Lebens) anbringt.

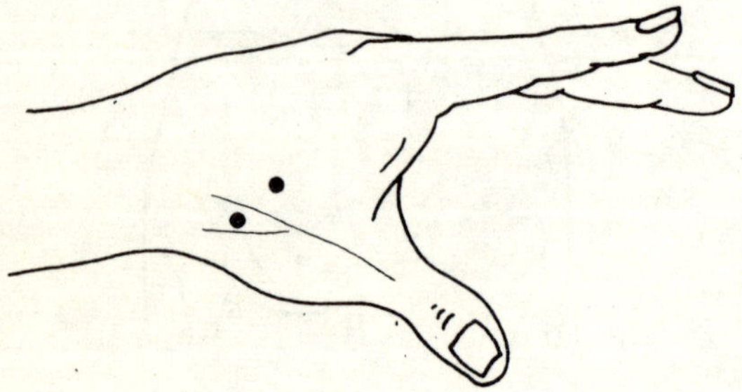

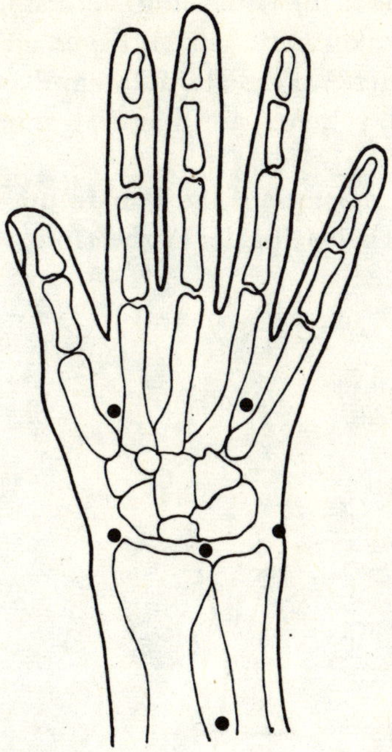

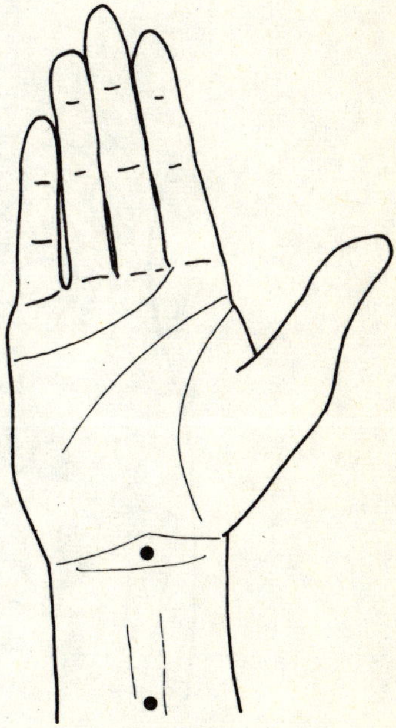

# Schmerzen in der Hüfte

Die Therapiepunkte befinden sich hauptsächlich in der Umgebung des Hüftgelenks (Außenseite oder Rückseite), des Gesäßes und auch längs der Oberschenkel. Es ist wichtig, verkrampfte Stellen im Bereich der Oberschenkel zu finden. Sie liegen oft auf dem Gallenblasenmeridian an der Außenseite, auf dem Blasenmeridian an der Rückseite und, seltener, auf dem Magenmeridian an der Vorderseite.

Eventuell muß man Magnetpflaster auf die Punkte um das Kreuzbein kleben, in diesem Fall beidseitig der Wirbelsäule, auch wenn der Schmerz nur einseitig ist.

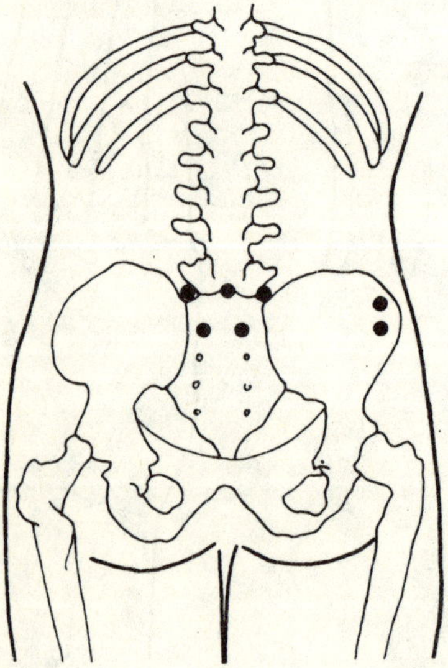

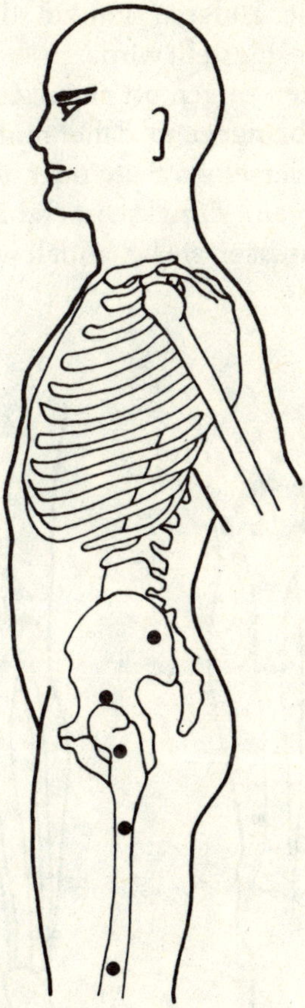

## Schmerzen im Knie

Im allgemeinen sind diese Schmerzen chronisch und müssen wiederholt behandelt werden. In diesem Bereich gibt es sehr wichtige Meridianpunkte (auf der Zeichnung eingetragen). Sie müssen immer behandelt werden, wenn sie wehtun. Natürlich muß man auch die anderen Punkte therapieren, an denen Schmerzhaftigkeit festgestellt wird.

Die Knieschmerzen zeigen oft einen Zusammenhang mit der Lenden- und Kreuzbeingegend, daher muß man auch die Punkte dieser Region (auf derselben Seite oder auf der Gegenseite des betroffenen Knies) auf Druckschmerzhaftigkeit untersuchen. Wenn das zutrifft, müssen sie behandelt werden.

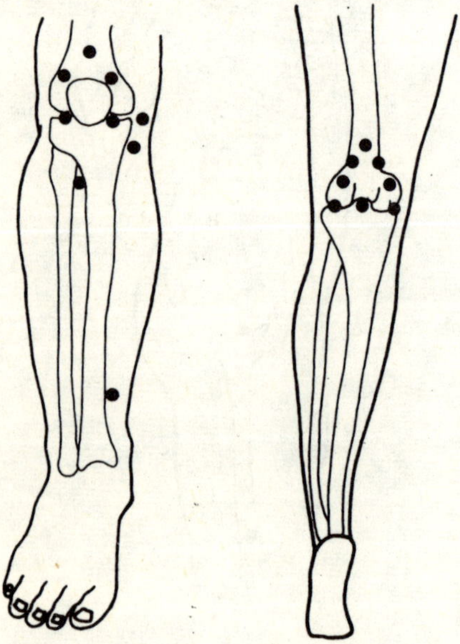

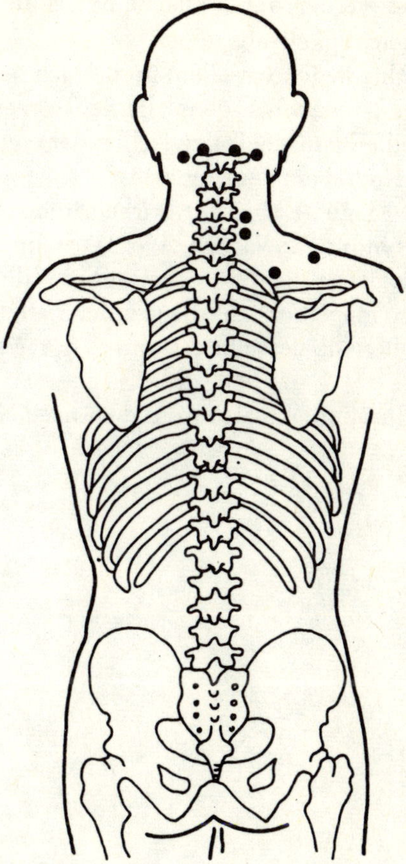

## Schmerzen im Lendenbereich

Unter diesem Begriff fassen wir Hexenschuß, verrenktes Kreuz und weniger starke andere Schmerzen zusammen. Im allgemeinen treten diese Schmerzen auf der Grundlage einer bestehenden Arthrose auf und werden durch falsche Bewegung oder Klimaeinfluß (Kälte, Feuchtigkeit) ausgelöst.
Die Therapiepunkte liegen vor allem im Bereich der Lendenwirbelsäule und des Kreuzbeins, denn die Schmerzen treten meistens auf, wenn die Bandscheibe zwischen dem letzten Lendenwirbel und dem Kreuzbein degeneriert ist.

Man kann die Magnete über der Wirbelsäule anbringen, aber stets an der Verbindung zwischen zwei Wirbeln. Sehr oft muß man die Magnete beidseitig der Wirbelsäule auf die schmerzhafte Region kleben, manchmal auf die schmerzhafteste Stelle und eventuell auch oberhalb derselben, wenn es dort Verspannungspunkte gibt.

Auch in der Gesäßmuskulatur muß man nach schmerzhaften Punkten fahnden.

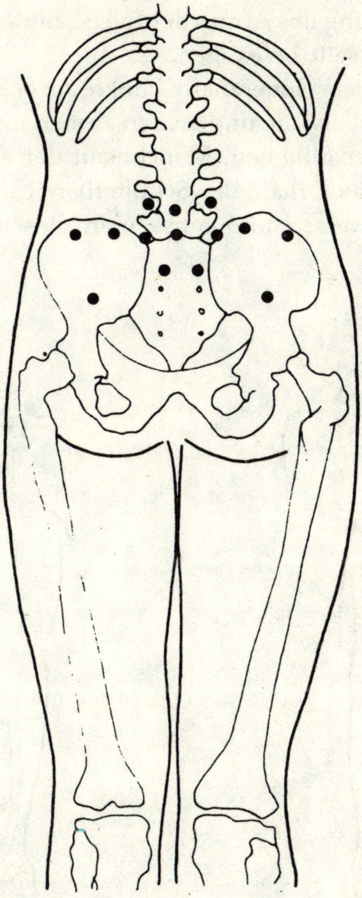

# Schulterschmerzen

Hier liegen die Therapiepunkte auf derselben Seite (vorn oder hinten) wie der Schmerz. Man muß prüfen, welche Bewegung den Schmerz am deutlichsten verstärkt. Wenn das z. B. bei der Vorwärtsbewegung des Armes der Fall ist, muß man den Magneten auf der Brustseite befestigen.

Man muß ferner schmerzhafte Punkte am Nacken, entlang der oberen Brustwirbelsäule und an den Armen untersuchen, sogar bis unterhalb der Ellbogen. Manche auf der Zeichnung dargestellten Punkte außerhalb des Schulterbereichs können sich als schmerzhaft erweisen und müssen in diesem Fall behandelt werden.

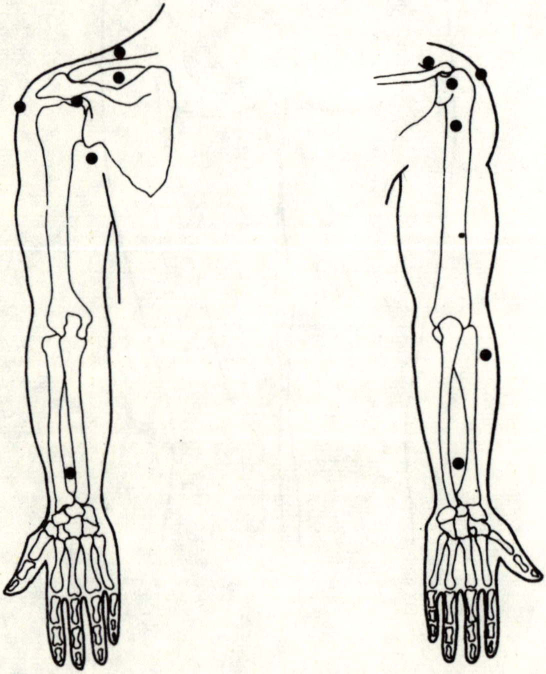

# Thoraxschmerzen

Die Magnete sind bei Interkostalneuralgien ganz besonders wirksam. Im allgemeinen gibt es deutliche stark schmerzhafte Punkte, die bei den einzelnen Patienten verschieden und sehr leicht aufzufinden sind. Diese Punkte entsprechen Punkten außerhalb der Meridiane.

# Symptomatische Behandlung

In diesem Kapitel besprechen wir die Wirkung der Magnete bei häufigen Beschwerden, die jeder zu erkennen vermag. Manche bedürfen nicht unbedingt der ärztlichen Hilfe und können allein mit den Magneten behandelt werden, sofern die Maßnahme gleich erfolgt (zum Beispiel bei Halsschmerzen). Andere Krankheitserscheinungen erfordern eine tiefergreifende Behandlung, doch können die Magnete eine gute Ergänzung sein (zum Beispiel bei Asthma oder bei Fettsucht) oder dämpfend wirken (Zahnschmerzen). In allen Fällen ist es angebracht, die Entwicklung der Symptome genau zu beobachten und entsprechend zu handeln, wenn eine Störung deutlich schlimmer wird.

Bei allen Krankheiten gibt es im allgemeinen in der Nähe des betroffenen Gebietes Projektionen auf die Körperoberfläche. Wir weisen im folgenden stets auf die wichtigsten Punkte hin, die örtlich zu behandeln sind, aber auch andere Punkte können schmerzhaft sein. Diese müssen dann vorrangig behandelt werden. Wir geben auch die großen Energiepunkte an, die aus der Ferne auf die betreffende Krankheit einwirken.

Wir haben die Punkte in zwei Gruppen eingeteilt: Die durch *Kursivdruck* hervorgehobenen sind am wichtigsten. Das bedeutet aber nicht, daß man die anderen außer acht lassen sollte. Es liegt an Ihnen, die Punkte herauszufinden, über die Ihnen am besten geholfen wird.

Zum Aufsuchen der Punkte: Halten Sie sich an die anatomische Beschreibung und an die Zeichnungen. Der Therapiepunkt ist immer schmerzhafter als die umgebenden Punkte. Wir haben die traditionellen Maßeinheiten der Akupunktur benutzt. Danach entspricht eine Daumenbreite dem Abschnitt zwischen den beiden Falten am zweiten Glied des Mittelfingers. Drei Finger breit entsprechen etwa zwei Daumenbreiten. Die schwarzen Punkte auf den Zeichnungen sind am wichtigsten.

# Asthma

Örtliche Therapiepunkte:

*17 Ren Mai:* Mittellinie des Körpers vorn unterhalb der Erhebung, wo die vierten Rippen ansetzen.
*21 Ren Mai:* Mitten auf der Brustbeingabelung in Höhe des Knochens.
*11 Blasenmeridian:* Horizontale über dem Knochenfortsatz des ersten Brustwirbels, 1½ Daumen breit rechts und links der Mittellinie.

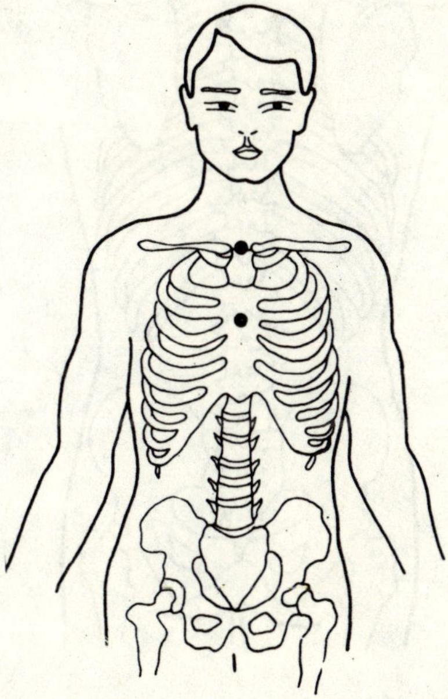

*13 Blasenmeridian:* Auf der Horizontalen zwischen drittem und viertem Brustwirbel, anderthalb Daumen breit beidseits der Mittellinie.

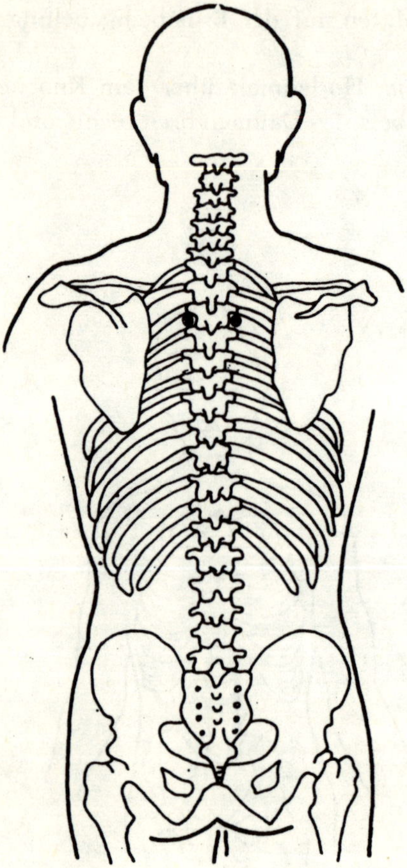

Fernpunkte:

*36 Magenmeridian:* 4 Finger breit unterhalb der Kniescheibe und 2 Finger breit vom Schienbeinkamm nach außen.
*5 Lungenmeridian:* In Höhe der Ellbogenfalte am äußeren Rand der Sehne.

Wenn das Asthma auf einer Nahrunosmittelallergie beruht, können Sie auch folgenden Punkt behandeln:

*40 Magenmeridian:* Etwas oberhalb der Hälfte des Unterschenkels ungefähr 1 Daumen breit vom Schienbeinkamm nach außen.

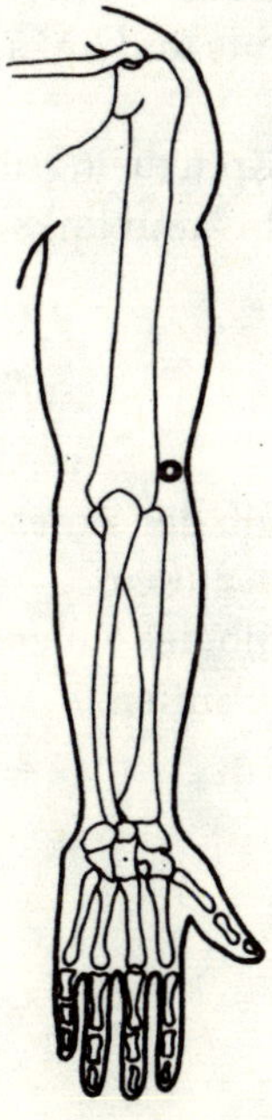

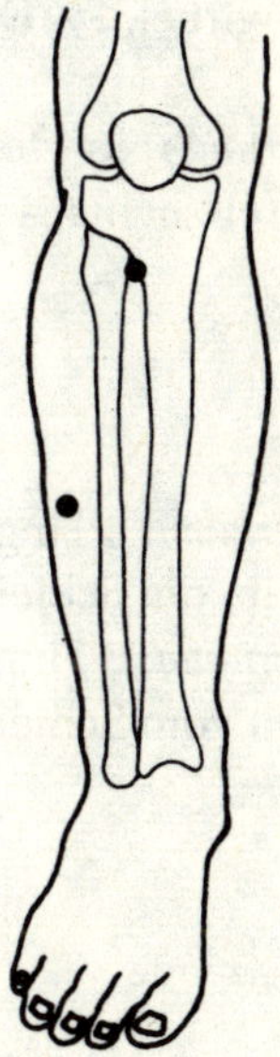

## Bauchschmerzen, Blähungen

Örtliche Behandlungspunkte auf dem Bauch:

*5 Ren Mai:* Auf der Mittellinie 2 Daumen breit unterhalb des Nabels.
*25 Magenmeridian:* Horizontale über dem Nabel, 2 Daumen breit rechts und links der Mittellinie.

Die schmerzenden Punkte unterhalb von Punkt 25 des Magenmeridians (Punkte 27, 28 und 29 des Magenmeridians).

Auf dem Rücken:

*25 Blasenmeridian:* Auf der Querlinie zwischen viertem und fünftem Lendenwirbel, 1½ Daumen breit rechts und links der Mittellinie.
*29 Blasenmeridian:* In Höhe des dritten Kreuzbeingrübchens am Rand des Kreuzbeins, 4 Finger breit rechts und links der Mittellinie.

Fernpunkte:

*36 Magenmeridian:* 4 Finger breit unterhalb der Kniescheibe und 2 Finger breit vom Schienbeinkamm nach außen.
*37 Magenmeridian:* 8 Finger breit unterhalb der Kniescheibe und 2 Finger breit vom Schienbeinkamm nach außen.

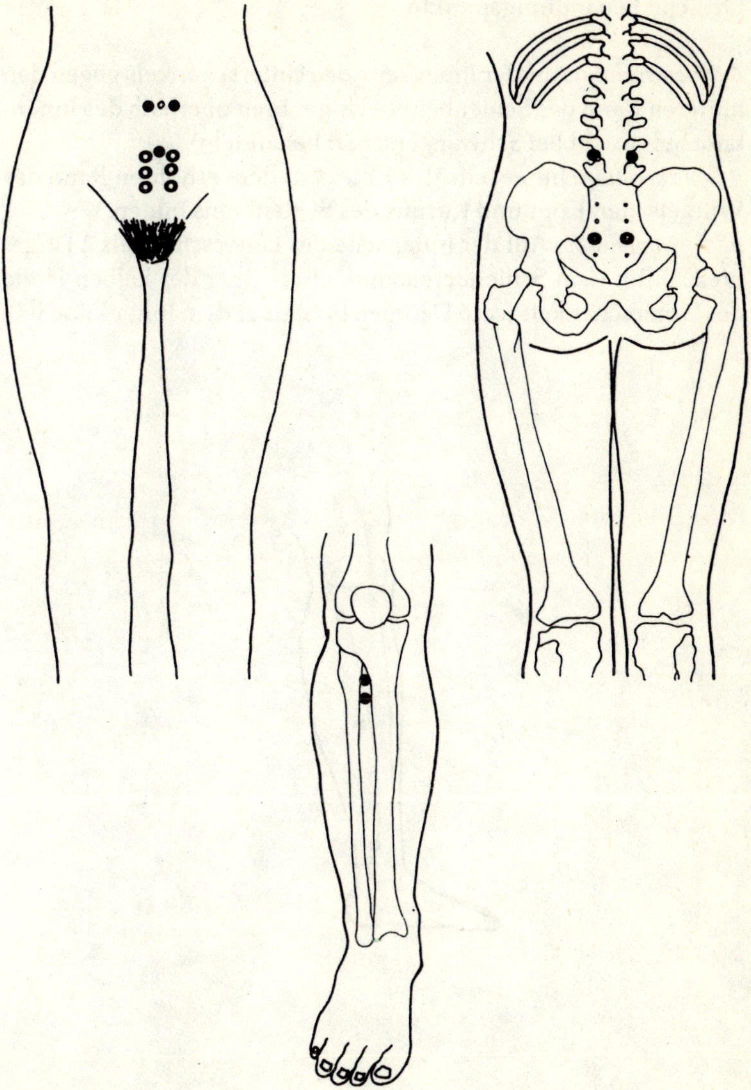

# Beine, Schweregefühl

Örtliche Behandlungspunkte:

*6 Milzmeridian:* Auf der Innenseite des Unterschenkels gegen den hinteren Rand des Schienbeins 4 Finger breit oberhalb des Innenknöchels (nicht bei Schwangerschaft behandeln).
*9 Milzmeridian:* Innenseite des Knies auf dem erhöhten Rand des Winkels, den Kopf und Korpus des Schienbeins bilden.
*9 Nierenmeridian:* Auf der Innenseite des Unterschenkels 2 Finger breit hinter dem Schienbeinkamm, etwas über der halben Höhe des Unterschenkels (ca. 6 Daumen breit über dem Innenknöchel).

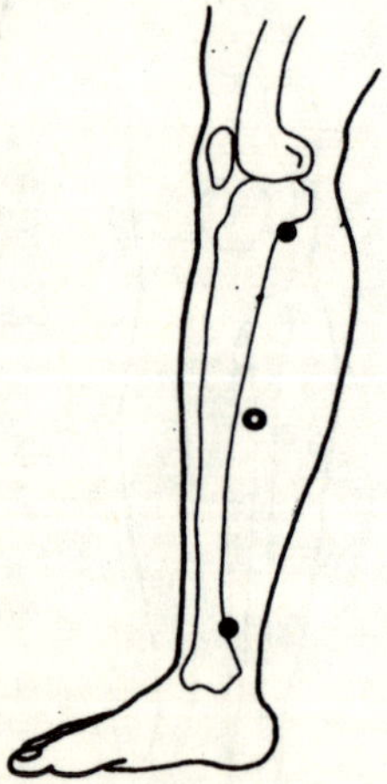

Fernpunkte:

28 Blasenmeridian: In Höhe des zweiten Kreuzbeingrübchens ungefähr 4 Finger breit rechts und links der Mittellinie.
30 Blasenmeridian: Im unteren Winkel von Kreuzbein und Ansatz des großen Gesäßmuskels.
3 Du Mai: unterhalb des Dornfortsatzes des zweiten Lendenwirbels.

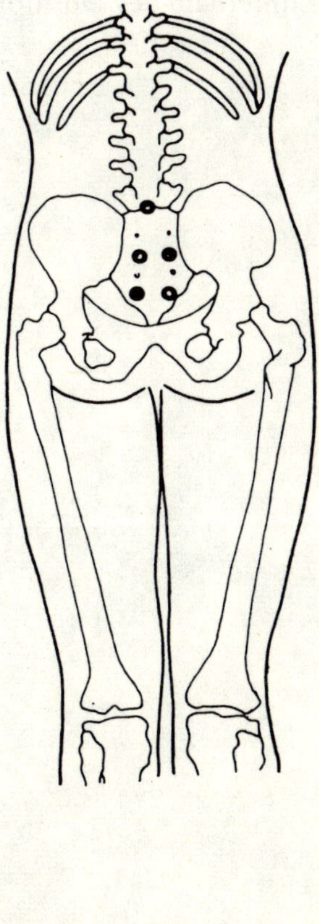

## Bettnässen (Enuresis)

Örtliche Behandlungspunkte auf dem Bauch:

*6 Ren Mai:* Mittellinie, ungefähr 1¼ Daumen breit unterhalb des Nabels.
*4 Ren Mai:* Mittellinie, 3 Daumen breit unterhalb des Nabels.

Auf dem Rücken:

*3 Du Mai:* Mittellinie unterhalb des Dornfortsatzes des fünften Lendenwirbels.
*4 Du Mai:* Mittellinie unterhalb des Dornfortsatzes des zweiten Lendenwirbels.

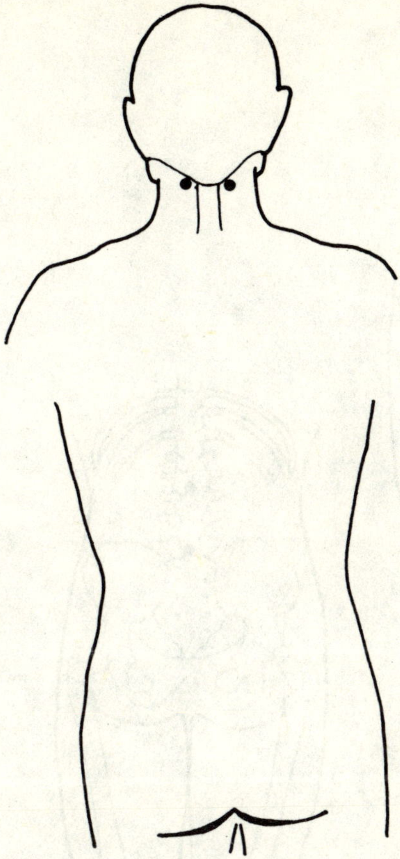

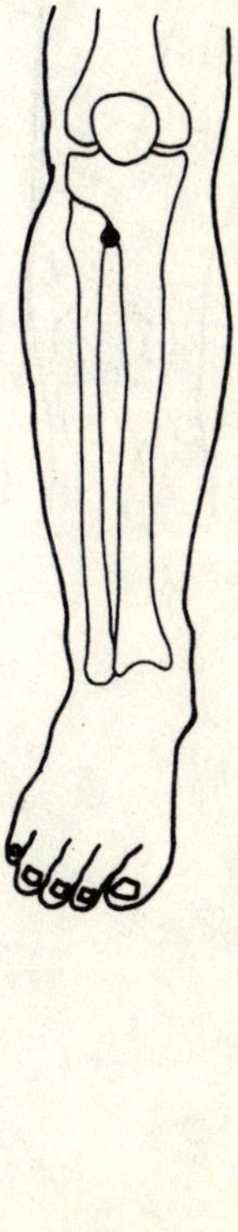

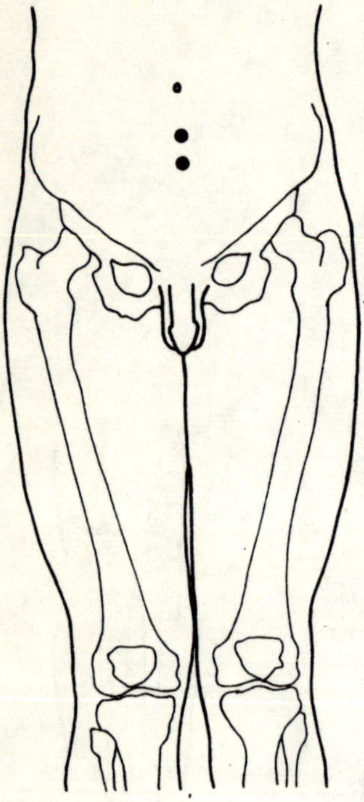

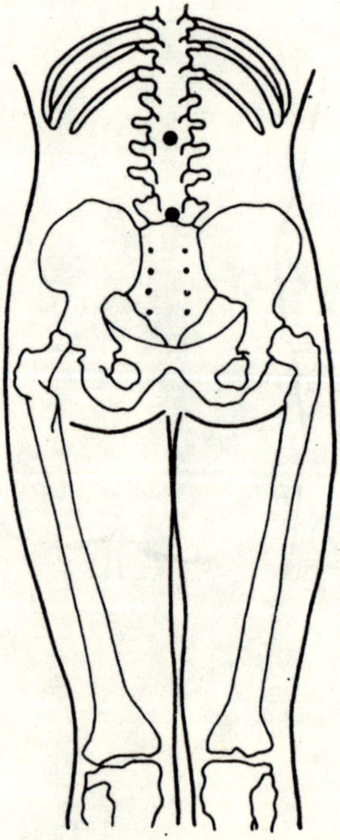

Fernpunkte:

*36 Magenmeridian:* 4 Finger breit unterhalb der Kniescheibe, 2 Finger breit vom Schienbeinkamm nach außen.
*5 Dünndarmmeridian:* Am Außenrand der Handwurzel im Grübchen der Handwurzelfalte.

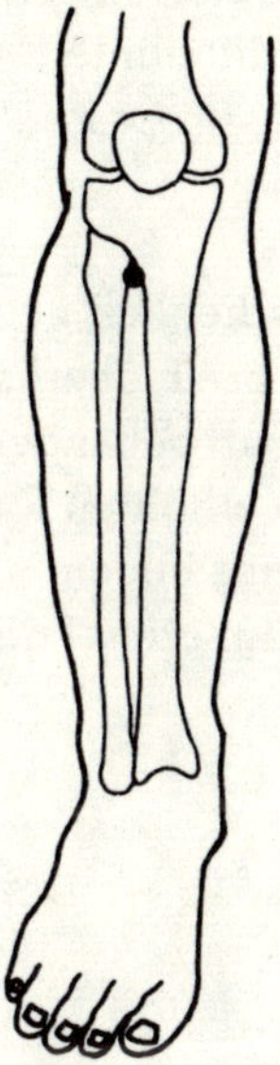

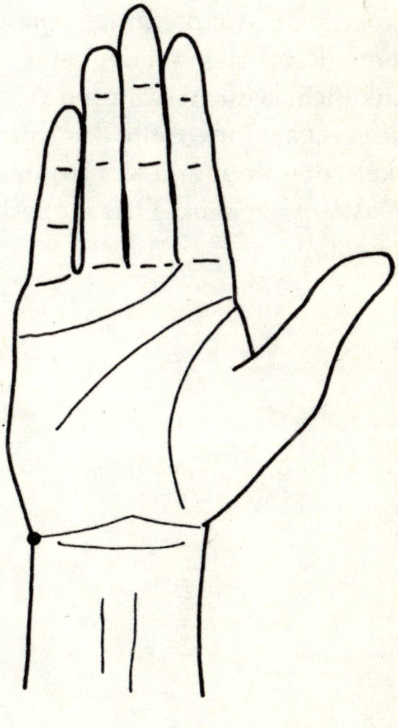

## Blase und Harnröhre, Entzündung

Örtliche Behandlungspunkte auf dem Bauch:

*3 Ren Mai:* Auf der Mittellinie 4 Daumen breit unterhalb des Nabels.

Auf dem Rücken:

28 Blasenmeridian: In Höhe des zweiten Kreuzbeingrübchens ungefähr 4 Finger breit rechts und links der Mittellinie.

Fernpunkte:

*6 Milzmeridian:* Auf der Innenseite des Unterschenkels gegen den hinteren Rand des Wadenbeins, 4 Finger breit oberhalb des Innenknöchels (nicht während Schwangerschaft behandeln).
*9 Milzmeridian:* Innenseite des Knies auf dem erhöhten Rand des Winkels, den Kopf und Korpus des Schienbeins bilden.
*11 Dickdarmmeridian:* Etwas oberhalb des äußeren Endes der Ellbogenfalte.

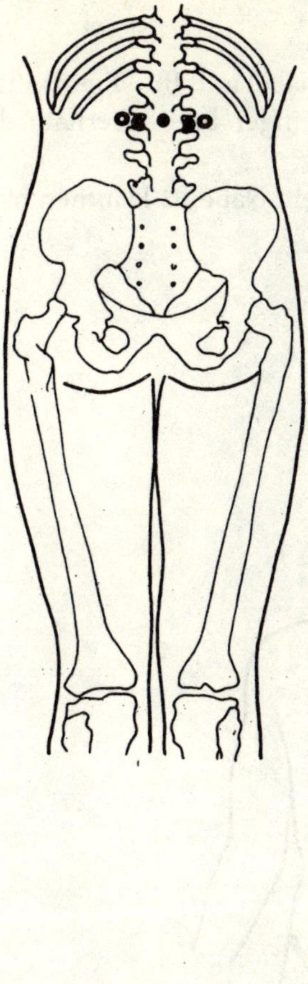

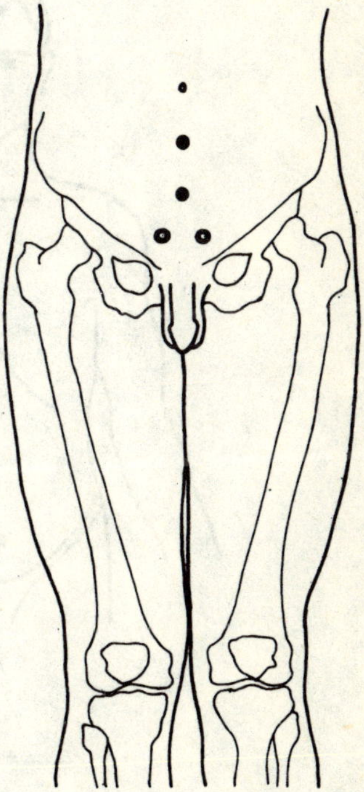

# Durchfall

Örtliche Behandlungspunkte:

*12 Ren Mai:* Auf der Hälfte zwischen Nabel und Brustbeinspitze.
*11 Ren Mai:* Auf der Mittellinie 3 Finger breit oberhalb des Nabels.
25 Magenmeridian: Querlinie über dem Nabel, 2 Daumen breit rechts und links der Mittellinie.

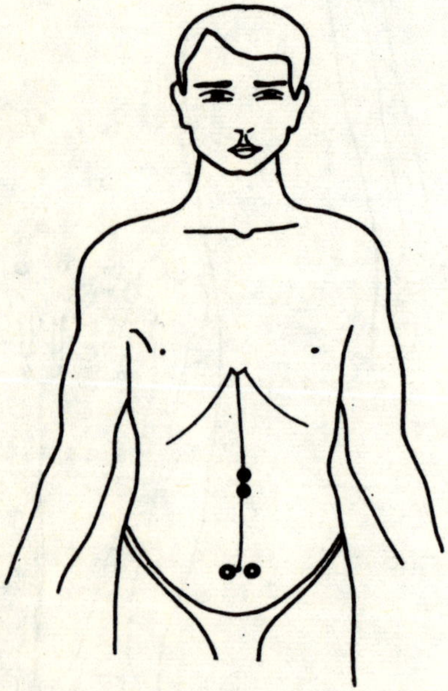

Fernpunkte:

*36 Magenmeridian:* 4 Finger breit unterhalb der Kniescheibe und 2 Finger breit vom Schienbeinkamm nach außen.
*7 Nierenmeridian:* Auf der Innenseite des Unterschenkels 3 Finger breit oberhalb des inneren Knöchels und 1½ Daumen breit hinter dem Rand des Schienbeins.

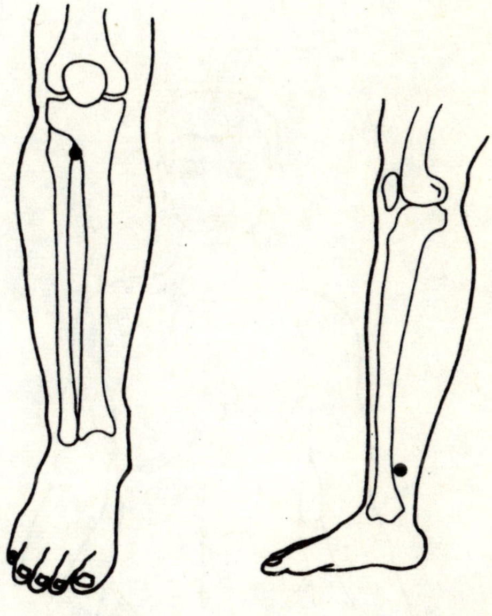

# Fettsucht

In diesem Fall muß eine Langzeitbehandlung durchgeführt werden. Sie ergänzt andere therapeutische Maßnahmen.

*4 Ren Mai:* Mittellinie, 3 Daumen breit unterhalb des Nabels.
*9 Ren Mai:* Mittellinie, 1 Daumen breit oberhalb des Nabels.
*12 Ren Mai:* In der Mitte zwischen Nabel und Brustbeinspitze.
*21 Blasenmeridian:* Auf der Querlinie zwischen zwölftem Brustwirbel und erstem Lendenwirbel 1½ Daumen breit beidseits der Mittellinie.

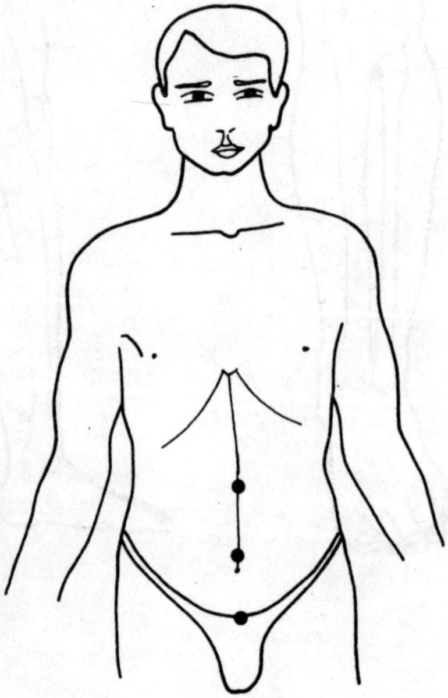

*6 Milzmeridian:* Auf der Innenseite des Unterschenkels gegen den hinteren Schienbeinrand, 4 Finger breit oberhalb des Innenknöchels (nicht bei bestehender Schwangerschaft).

*36 Magenmeridian:* 4 Finger breit unterhalb der Kniescheibe und 2 Finger breit vom Schienbeinkamm nach außen.

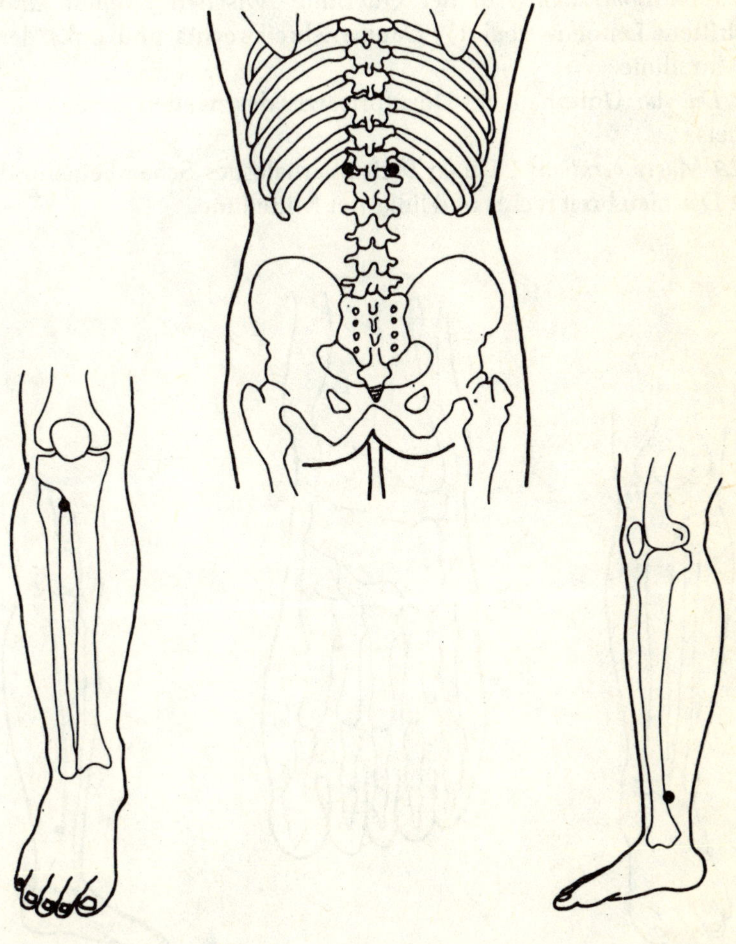

# Frigidität, Impotenz

*6 Ren Mai:* Mittellinie, 1¼ Daumen breit unterhalb des Nabels.
*4 Ren Mai:* Mittellinie, 3 Daumen breit unterhalb des Nabels.
*36 Magenmeridian:* 4 Finger breit unterhalb der Kniescheibe, 2 Finger breit vom Schienbeinkamm nach außen.
*3 Lebermeridian:* Oberseite des Fußes zwischen erstem und zweitem Mittelfußknochen.
*23 Blasenmeridian:* Auf der Querlinie zwischen zweitem und drittem Lendenwirbel 1½ Daumen breit rechts und links der Mittellinie.
*4 Du Mai:* Unterhalb des Dornfortsatzes des zweiten Lendenwirbels.
*29 Magenmeridian:* 1 Finger breit oberhalb des Schambeins und 2 Daumen breit rechts und links der Mittellinie.

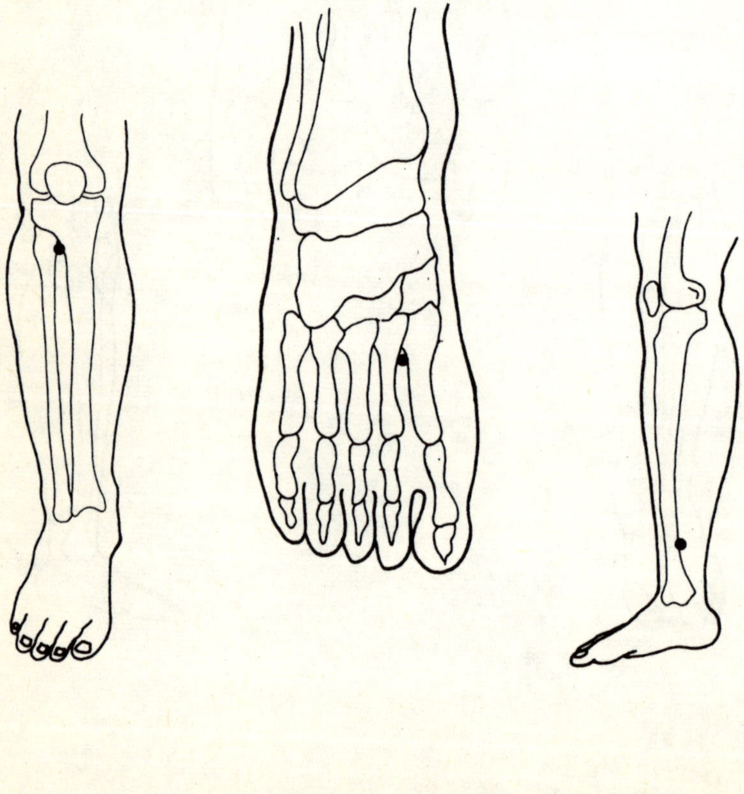

*47 Blasenmeridian:* Auf der Horizontalen zwischen zweitem und drittem Lendenwirbel 4 Daumen breit rechts und links der Mittellinie.
*6 Milzmerdidian:* Innenseite des Unterschenkels, gegen den hinteren Rand des Schienbeins 4 Finger breit oberhalb des Innenknöchels.

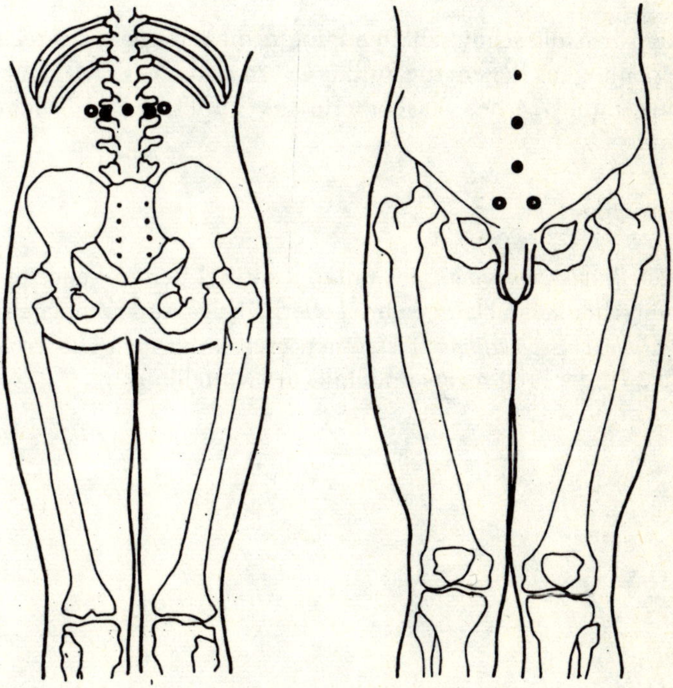

## Gallenblasenbeschwerden

Örtliche Behandlungspunkte:

*21 Nierenmeridian:* 6 Daumen breit oberhalb des Nabels in Höhe der Verbindung zwischen sechster und siebter Rippe, 1 Finger breit rechts und links der Mittellinie.
13 Ren Mai: Auf der Mittellinie 5 Daumen breit oberhalb des Nabels.
12 Ren Mai: Auf der Mitte zwischen Nabel und Brustbeinspitze.
13 Lebermeridian: Auf dem Bauch rechts am freien Ende der elften Rippe.

Außerdem alle schmerzhaften Punkte, die unterhalb des rechten Rippenbogens liegen: die Punkte 23, 24 und 25 des Magenmeridians, Punkt 24 des Blasenmeridians, Punkt 16 des Milzmeridians.

Fernpunkte:

*37 Gallenblasenmeridian:* Im unteren Drittel der Außenseite des Unterschenkels 5 Daumen breit oberhalb des Außenknöchels.
*20 Gallenblasenmeridian:* 1 Daumen breit unter dem Hinterhaupt und 2 Finger breit rechts und links der Mittellinie.

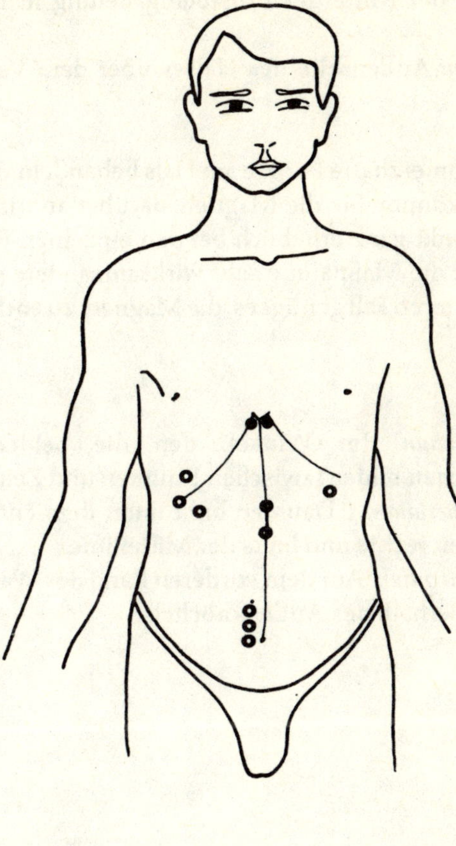

# Halsschmerzen

Örtliche Behandlungspunkte:

*21 Ren Mai:* In der Mitte der Brustbeingabelung in Höhe des Knochens.
*9 Magenmeridian:* Außenseite des Halses über dem Verlauf der Halsschlagader.

Auch andere schmerzhafte Punkte am Hals behandeln. Wenn Sie Knoten tasten, können Sie die Magnete darüber anbringen. Die Wirkung schwankt ganz erheblich bei den einzelnen Patienten: Bei manchen ist die Maßnahme sehr wirksam, andere vertragen sie nicht. Im letzteren Fall genügt es, die Magnete zu entfernen.

Fernpunkte:

*4 Dickdarmmeridian:* Im Winkel, den die beiden ersten Mittelhandknochen bilden (zwischen Daumen und Zeigefinger).
*20 Gallenblasenmeridian:* 1 Daumen breit unter dem Hinterhaupt und 2 Finger breit rechts und links der Mittellinie.
*39 Gallenblasenmeridian:* Auf dem vorderen Rand des Wadenbeins 2 Finger breit oberhalb des Außenknöchels.

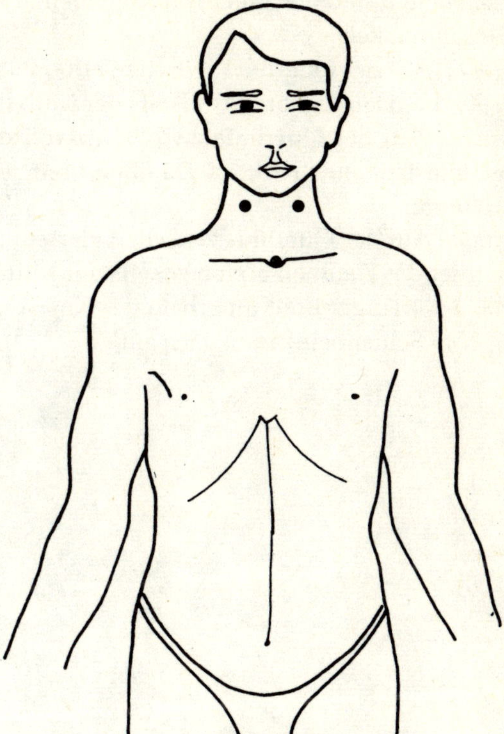

## Hämorrhoiden

*54 Blasenmeridian:* Mitten in der Kniefalte.
58 Blasenmeridian: Am äußeren Rand der Achillessehne in halber Höhe des Wadenbeins.
*30 Blasenmeridian:* Im unteren Winkel von Kreuzbein und Ansatz des großen Gesäßmuskels.
*20 Blasenmeridian:* Auf der Querlinie zwischen elftem und zwölftem Brustwirbel, 1½ Daumen breit beidseits der Mittellinie.
*21 Blasenmeridian:* Auf der Querlinie zwischen zwölftem Brustwirbel und erstem Lendenwirbel. 1½ Daumen breit rechts und links der Mittellinie.
*25 Blasenmeridian:* Auf der Querlinie zwischen viertem und fünftem Lendenwirbel, 1½ Daumen breit beidseits der Mittellinie.
*36 Magenmeridian:* 4 Finger breit unterhalb der Kniescheibe und 2 Finger breit vom Schienbeinkamm nach außen.

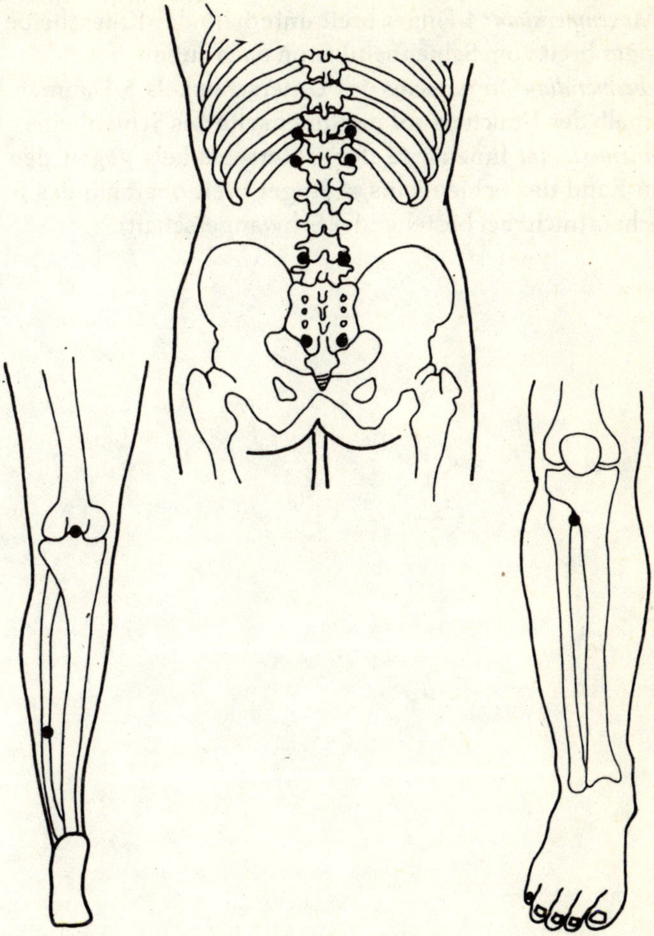

## Hautkrankheiten (Akne, Pickel, Warzen usw.)

*12 Ren Mai:* In der Mitte zwischen Nabel und Brustbeinspitze.
*36 Magenmeridian:* 4 Finger breit unterhalb der Kniescheibe und 2 Finger breit vom Schienbeinkamm nach außen.
*5 Lebermeridian:* Innenseite des Unterschenkels 5 Daumen breit oberhalb des Knöchels auf der Innenseite des Schienbeins.
*6 Milzmeridian:* Innenseite des Unterschenkels gegen den hinteren Rand des Schienbeins, 4 Finger breit oberhalb des Innenknöchels (nicht bei bestehender Schwangerschaft).

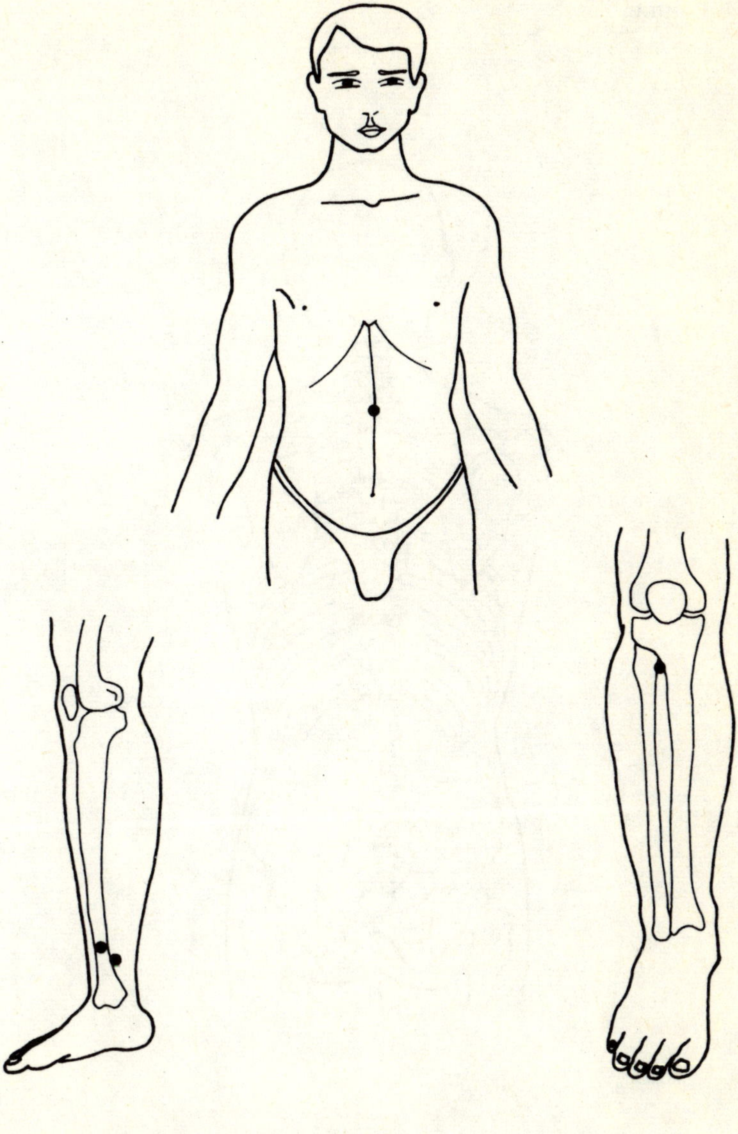

*18 Blasenmeridian:* Auf der Querlinie zwischen neuntem und zehntem Brustwirbel $1^1/_2$ Daumen breit rechts und links der Mittellinie.

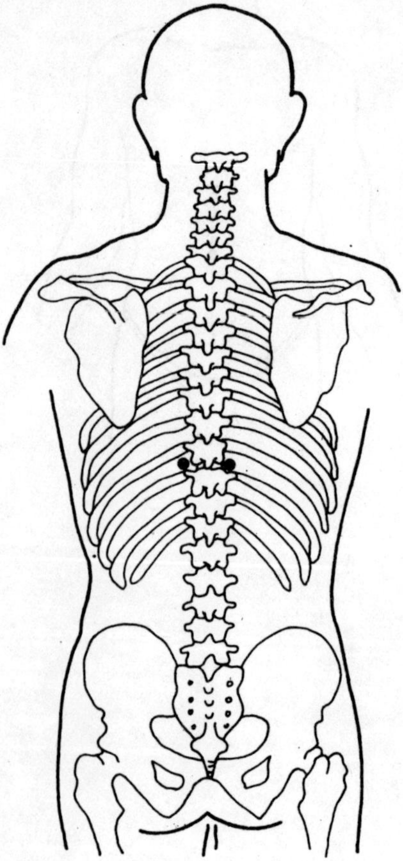

*20 Gallenblasenmeridian:* 1 Daumen breit unter dem Hinterhaupt und 2½ Finger breit rechts und links der Mittellinie.

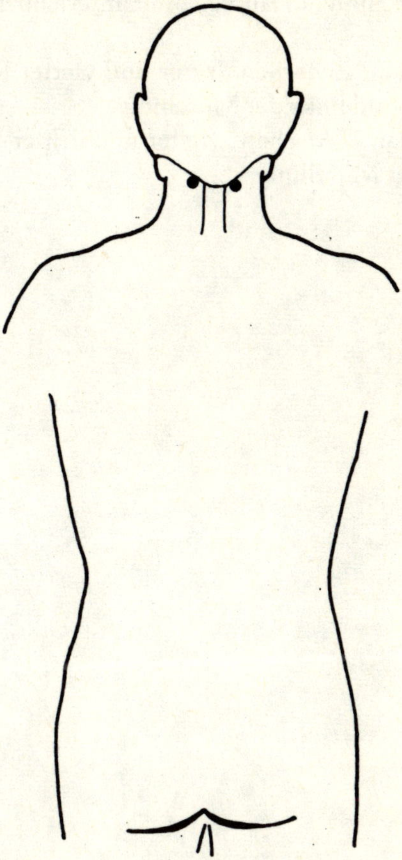

# Herzklopfen, angina pectoris

Örtliche Behandlungspunkte:

*14 Ren Mai:* Mittellinie, 2 Daumen breit unterhalb der Brustbeinspitze.
15 Ren Mai: Mittellinie, 1 Daumen breit unterhalb der Brustbeinspitze.
24 Nierenmeridian: Zwischen dritter und vierter Rippe, 2 Daumen breit rechts und links der Mittellinie.
25 Nierenmeridian: Zwischen zweiter und dritter Rippe 2 Daumen breit von der Mittellinie.

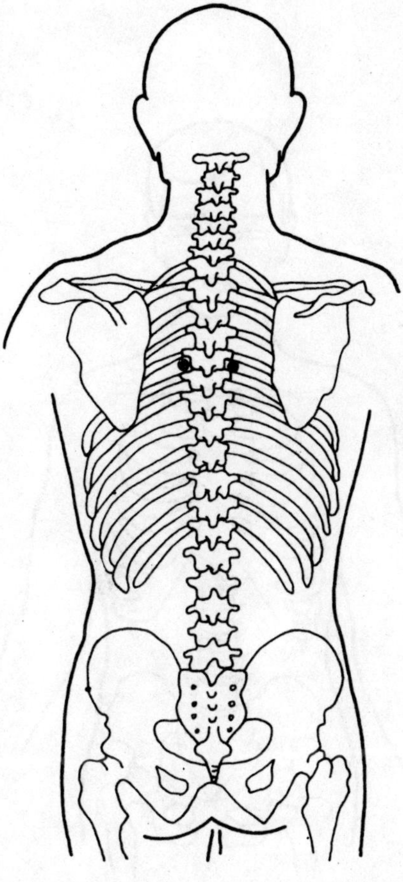

15 Blasenmeridian: Auf der Querlinie zwischen fünftem und sechstem Brustwirbel $1\frac{1}{2}$ Daumen breit beidseits der Mittellinie.

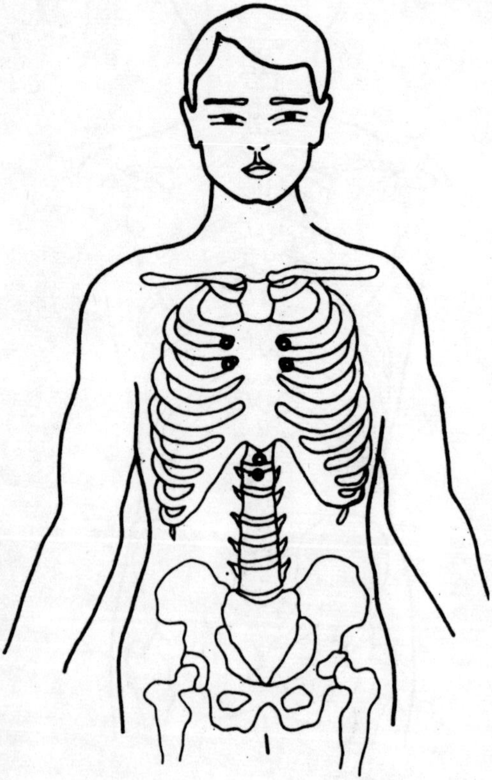

Fernpunkte:

*5 Herzmeridian:* Auf der Vorderseite der Handwurzel in der Rinne neben der knöchernen Verdickung der Elle.

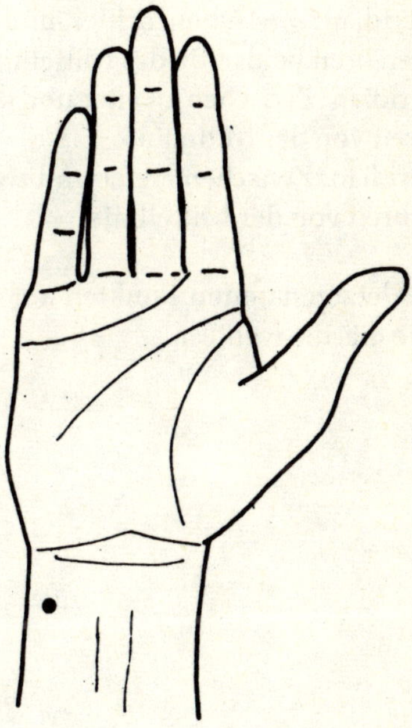

# Husten

Örtliche Behandlungspunkte auf der Brust:

*21 Ren Mai:* Mitten über der Brustbeingabelung in Knochenhöhe.
*17 Ren Mai:* Mittellinie des Körpers unterhalb der Brustbeinplatte, mit der die vierten Rippen gelenkig verbunden sind.
18 Ren Mai: Mittellinie des Körpers unterhalb der Verbindungsstelle zwischen dem Brustbein und den dritten Rippen.
24 Nierenmeridian: Zwischen dritter und vierter Rippe ungefähr 2 Daumen breit beidseitig der Mittellinie.
25 Nierenmeridian: Zwischen zweiter und dritter Rippe ungefähr 2 Daumen breit von der Mittellinie.
26 Nierenmeridian: Zwischen erster und zweiter Rippe ungefähr 1½ Daumen breit von der Mittellinie.

Von den drei letztgenannten Punkten auf dem Nierenmeridian behandeln Sie die, die wehtun.

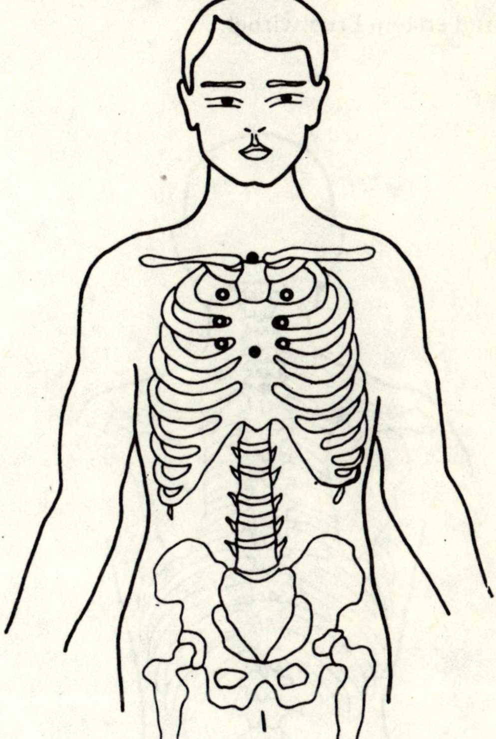

Auf dem Rücken:

*12 Blasenmeridian:* $1\frac{1}{2}$ Daumen breit rechts und links der Wirbelsäule auf der Querlinie zwischen zweitem und drittem Brustwirbel.
*13 Du Mai:* Auf der Mittellinie des Körpers zwischen siebtem Halswirbel und erstem Brustwirbel.

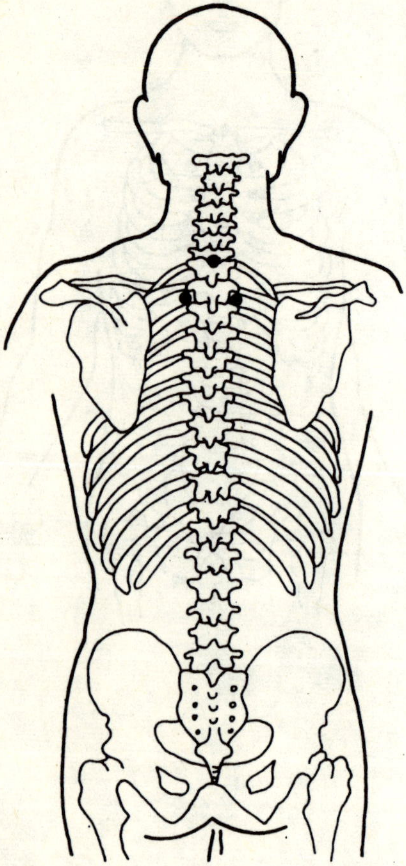

Fernpunkte:

5 Lungenmeridian: In Höhe der Ellbogenfalte am äußeren Rand der Sehne.

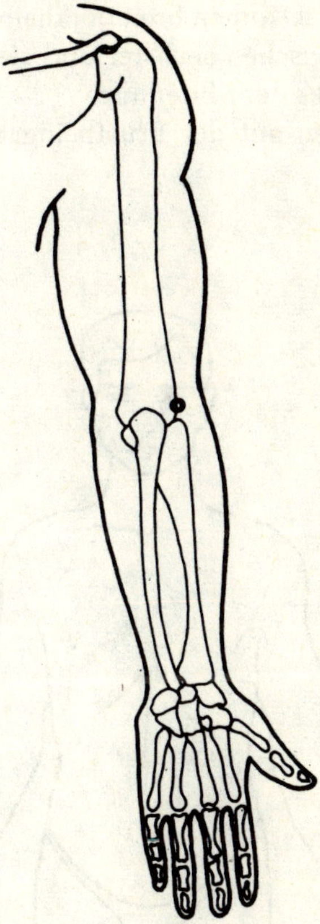

# Luftschlucken (Aerophagie)

Örtlich zu behandeln sind folgende Punkte auf dem Bauch:

*16 Ren Mai:* Auf der Mittellinie 1 Daumen breit unterhalb der Brustbeinspitze.
*12 Ren Mai:* Auf der Mitte der Linie zwischen Nabel und Brustbeinspitze.
*21 Nierenmeridian:* 6 Daumen breit oberhalb des Nabels in Höhe der Verbindung zwischen sechster und siebter Rippe, 1 Finger breit rechts und links der Mittellinie.
*21 Ren Mai:* Mitten auf der Brustbeingabelung in Höhe des Knochens.

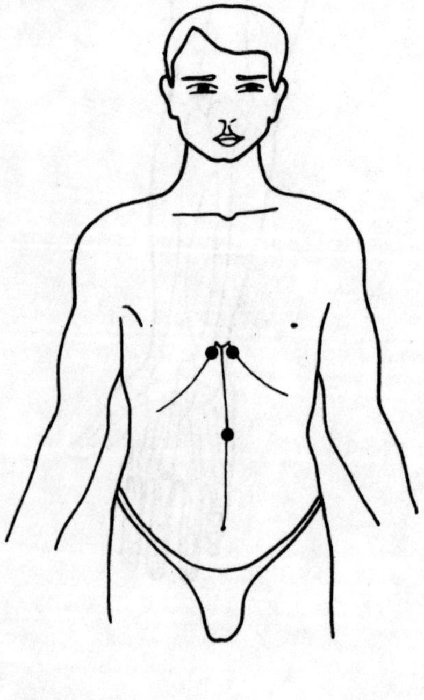

Auf dem Rücken:

21 Blasenmeridian: Auf der Horizontale zwischen zwölftem Brustwirbel und erstem Lendenwirbel 1½ Daumen breit beidseits der Mittellinie.

Fernpunkte:

36 Magenmeridian: 4 Finger breit unterhalb der Kniescheibe, 2 Finger breit vom Schienbeinkamm nach außen.

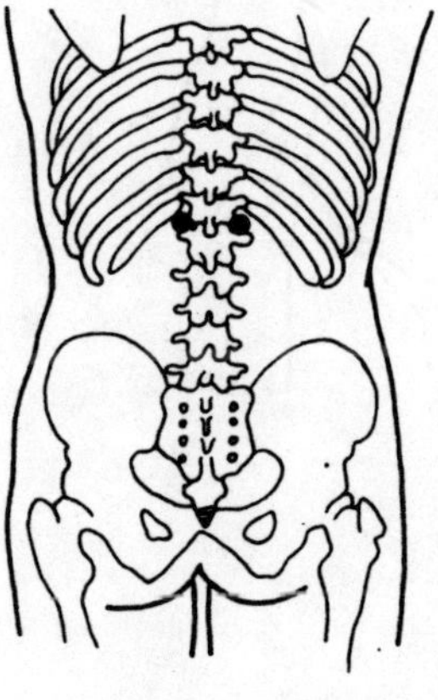

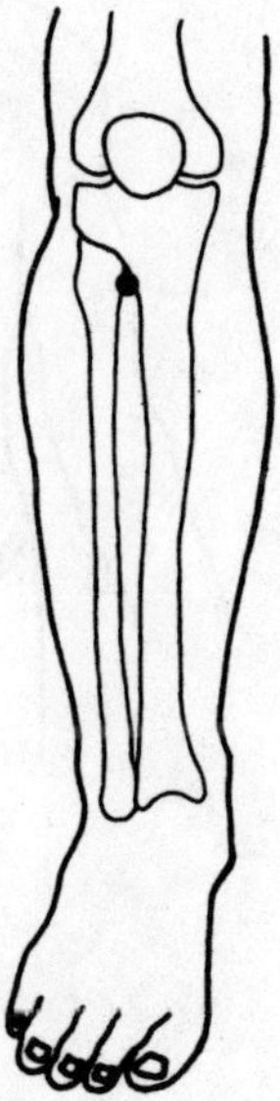

## Magenschmerzen

Örtliche Behandlungspunkte auf dem Bauch:

*12 Ren Mai:* In der Mitte zwischen Nabel und Brustbeinspitze.

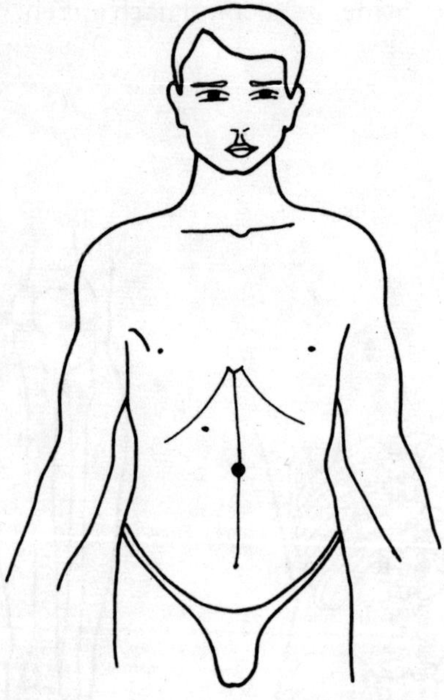

Auf dem Rücken:

*21 Blasenmeridian:* Auf der Querlinie zwischen neuntem und erstem Lendenwirbel 1½ Daumen breit beidseits der Mittellinie.
20 Blasenmeridian: Auf der Querlinie zwischen elftem und zwölftem Brustwirbel 1½ Daumen breit beidseits der Mittellinie.
18 Blasenmeridian: Auf der Querlinie zwischen neuntem und zehntem Brustwirbel 1½ Daumen breit beidseits der Mittellinie.

Fernpunkte:

*36 Magenmeridian:* 4 Finger breit unterhalb der Kniescheibe und 2 Finger breit vom Schienbeinkamm nach außen.

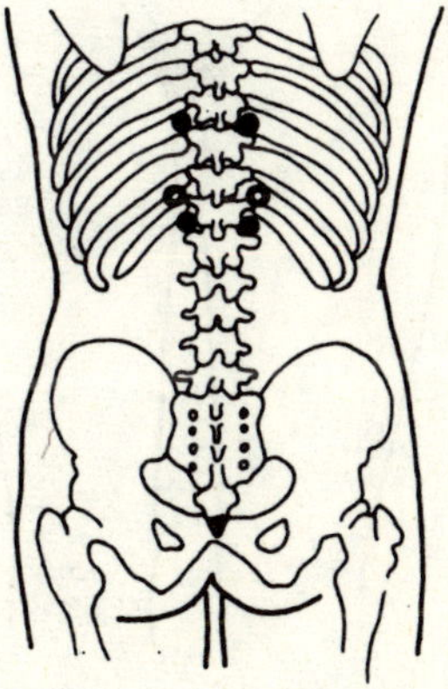

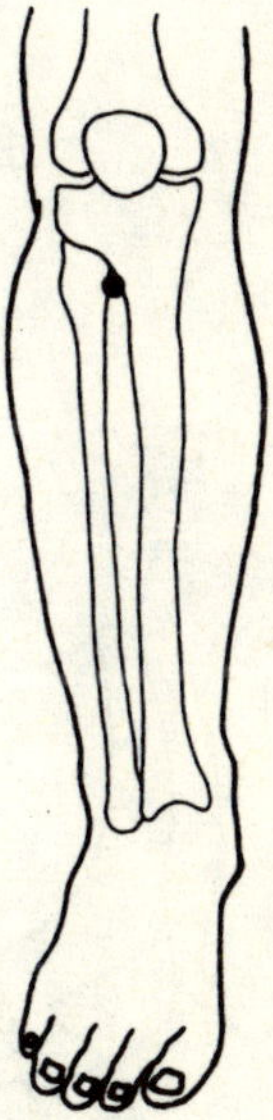

# Magersucht

Diese Behandlung ist über längere Zeit durchzuführen. Sie ergänzt andere therapeutische Maßnahmen.

*6 Ren Mai:* Mittellinie, 1¼ Daumen unterhalb des Nabels.
*12 Ren Mai:* In der Mitte zwischen Nabel und Brustbeinspitze.
*25 Magenmeridian:* Querlinie über dem Nabel, 2 Daumen breit rechts und links der Mittellinie.
*39 Gallenblasenmeridian:* Auf der Vorderseite des Wadenbeins, 2 Finger breit oberhalb des Außenknöchels.

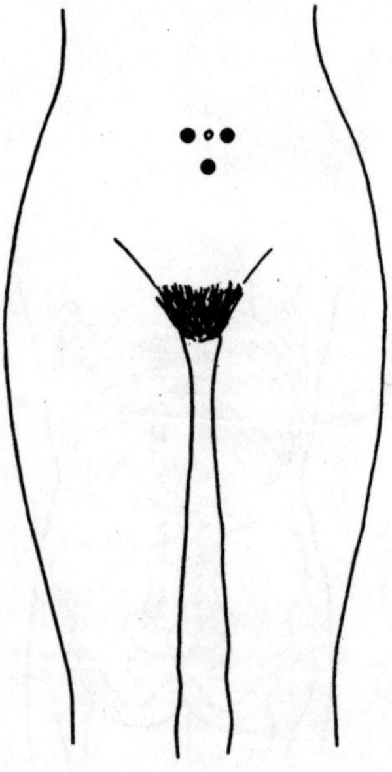

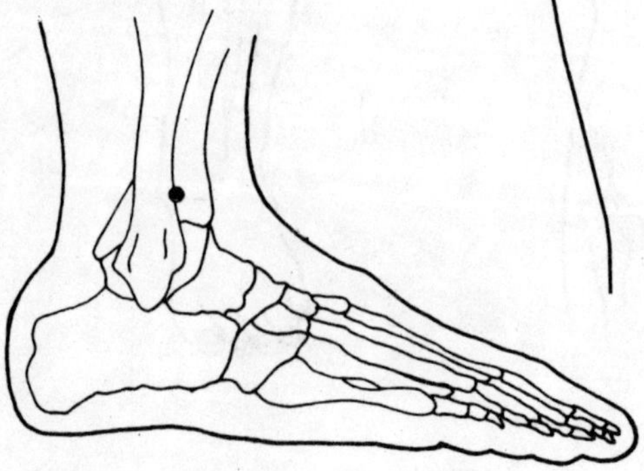

*4 Milzmeridian:* An der Innenseite des Fußes direkt unterhalb des unteren Sprunggelenks.
*13 Blasenmeridian:* Querlinie zwischen drittem und viertem Brustwirbel, 1½ Daumen breit rechts und links der Mittellinie.
22 Blasenmeridian: Querlinie zwischen erstem und zweitem Lendenwirbel, 1½ Daumen breit beidseits der Mittellinie.
23 Blasenmeridian: Querlinie zwischen zweitem und drittem Lendenwirbel, 1½ Daumen breit beidseits der Mittellinie.

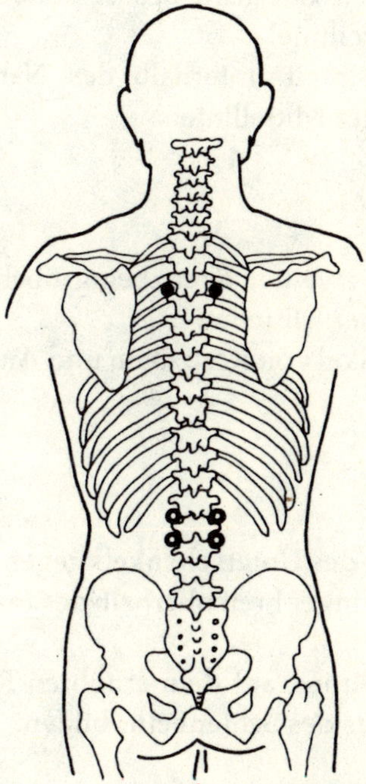

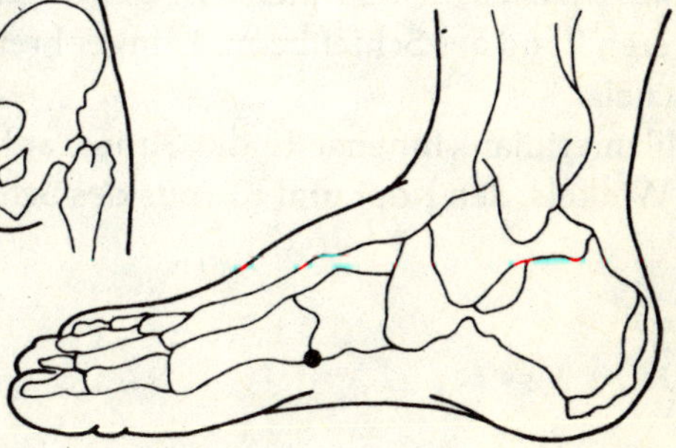

# Menstruationsbeschwerden

(Schmerzen, unregelmäßige Blutungen)

Örtliche Behandlungspunkte auf dem Bauch:

*6 Ren Mai:* Mittellinie, ungefähr 1¼ Daumen breit unterhalb des Nabels.
*4 Ren Mai:* Mittellinie, 3 Daumen breit unterhalb des Nabels.
*25 Magenmeridian:* Auf der Horizontale über dem Nabel, 2 Daumen breit rechts und links der Mittellinie.
29 Magenmeridian: 1 Finger breit oberhalb des Schambeins, 2 Daumen breit beidseits der Mittellinie.
28 Magenmeridian: 3 Daumen breit unterhalb des Nabels, 2 Daumen breit rechts und links der Mittellinie.

Auf dem Rücken:

*28 Blasenmeridian:* In Höhe des zweiten Kreuzbeingrübchens ungefähr 4 Finger breit beidseits der Mittellinie.
*30 Blasenmeridian:* Im unteren Winkel von Kreuzbein und Ansatz des großen Gesäßmuskels.

Fernpunkte

*6 Milzmeridian:* Auf der Innenseite des Unterschenkels gegen den hinteren Rand des Schienbeins 4 Finger breit oberhalb des Innenknöchels.
9 Milzmeridian: Innenseite des Knies, auf dem erhöhten Rand des Winkels, den Kopf und Korpus des Schienbeins bilden.

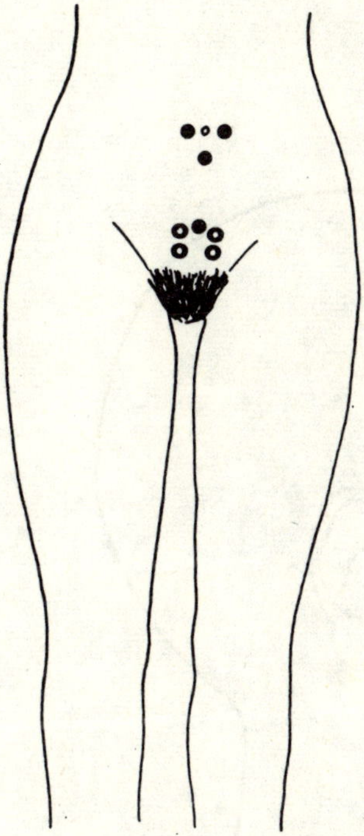

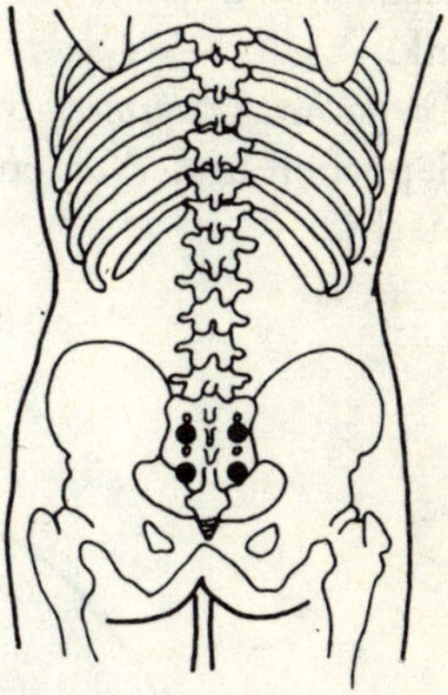

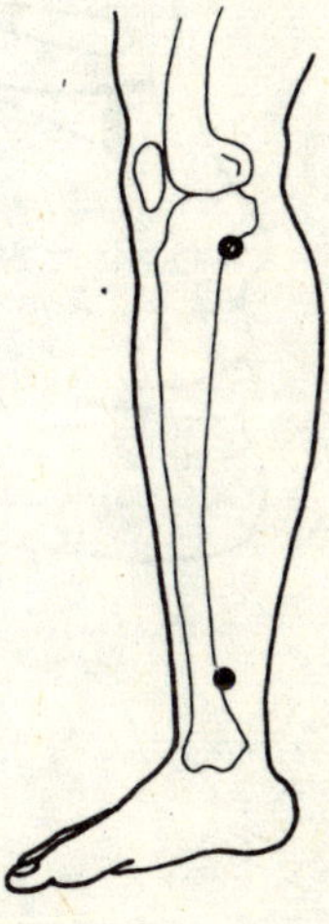

# Ohrensausen

Örtliche Behandlungspunkte:

*19 Dünndarmmeridian:* Vor dem Ohrläppchen hinter dem Kiefergelenk.
*17 Dreifacher Erwärmer:* In dem Grübchen, das sich zwischen Ohrläppchen und Warzenfortsatz bildet, wenn man den Mund aufmacht.

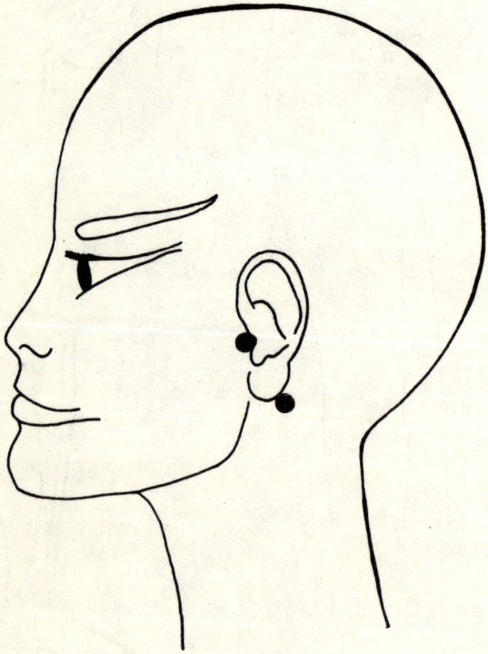

*20 Gallenblasenmeridian:* 1 Daumen breit unter dem Hinterhaupt und 2½ Finger breit rechts und links der Mittellinie.

Fernpunkte:

5 Dreifacher Erwärmer: 2 Daumen breit von der Handwurzelfalte zwischen Elle und Speiche auf der Rückseite des Unterarms.

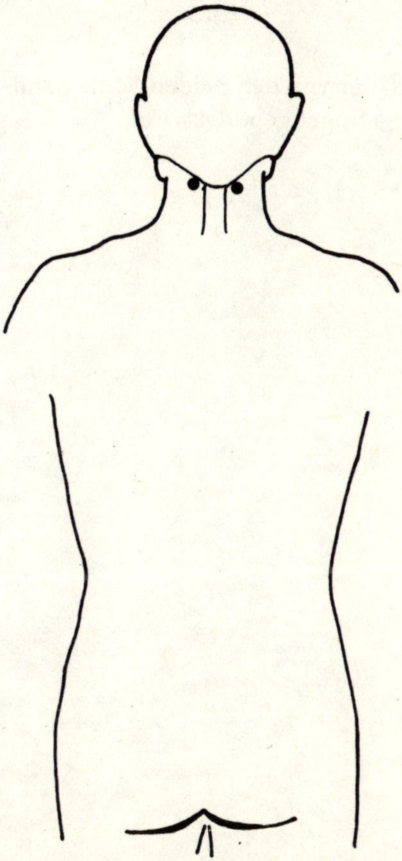

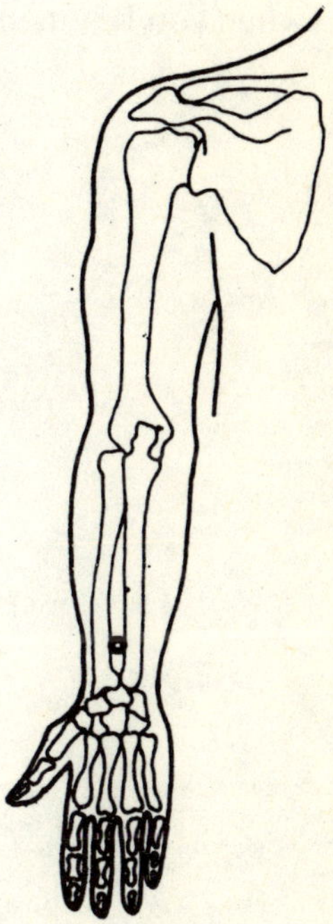

## Reisekrankheit, Übelkeit

Örtliche Behandlungspunkte:

*12 Ren Mai:* In der Mitte zwischen Nabel und Brustbeinspitze.
*21 Nierenmeridian:* 6 Daumen breit oberhalb des Nabels in Höhe der Verbindung zwischen sechster und siebter Rippe, 1 Finger breit rechts und links der Mittellinie.

Fernpunkt:

*4 Dickdarmmeridian:* Im Winkel, der von den beiden Mittelhandknochen von Daumen und Zeigefinger gebildet wird.

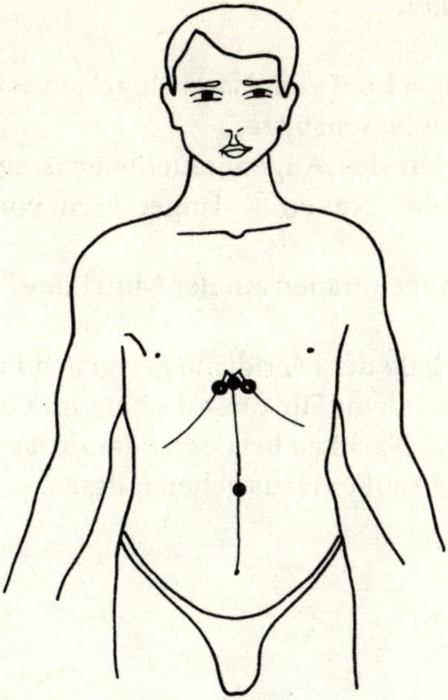

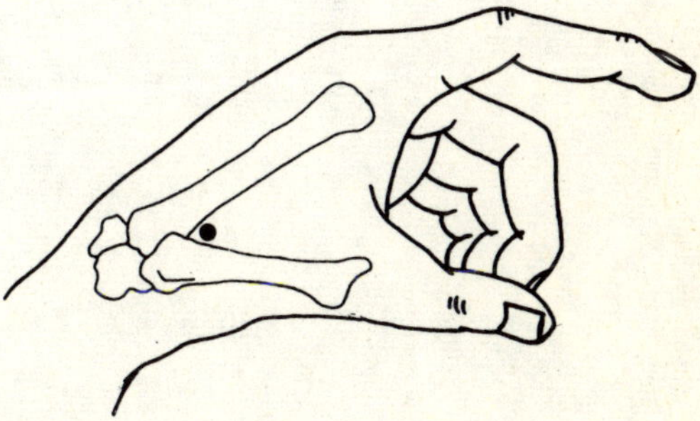

## Schnupfen, Nebenhöhlenentzündung (Sinusitis)

Örtliche Behandlungspunkte:

*20 Dickdarmmeridian:* ½ Finger breit vom Nasenflügel etwas oberhalb der Querlinie unter der Nasenspitze.
*2 Blasenmeridian:* Am Beginn des Augenbrauenbogens seitlich von der Nase unterhalb der Brauen ½ Finger breit von der Mittellinie.
*Yin Trann:* Zwischen den Augenbrauen auf der Mittellinie.

Sie können auch die außerhalb der Meridiane gelegenen Punkte in der Nähe der Nase behandeln. Für diese Punkte im Gesicht genügt es, die Magnete über Nacht zu belassen oder sie tagsüber anzuwenden, wenn Sie nicht außer Haus gehen müssen.

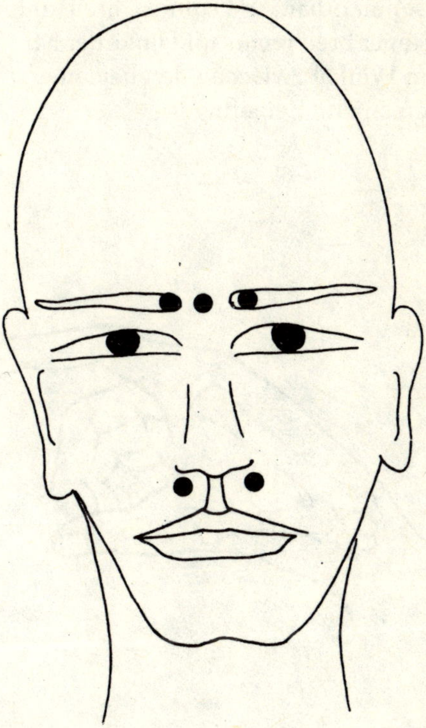

Fernpunkte:

*12 Blasenmeridian:* 1½ Daumen breit rechts und links der Wirbelsäule auf der Querlinie zwischen dem zweiten und dritten Brustwirbel.
*13 Du Mai:* Auf der Mittellinie des Körpers zwischen siebtem Halswirbel und erstem Brustwirbel.
20 Gallenblasenmeridian: 1 Daumen breit unter dem Hinterhaupt und 2 Finger breit rechts und links der Mittellinie.
*4 Dickdarm:* Im Winkel zwischen den beiden ersten Mittelhandknochen (Daumen und Zeigefinger).

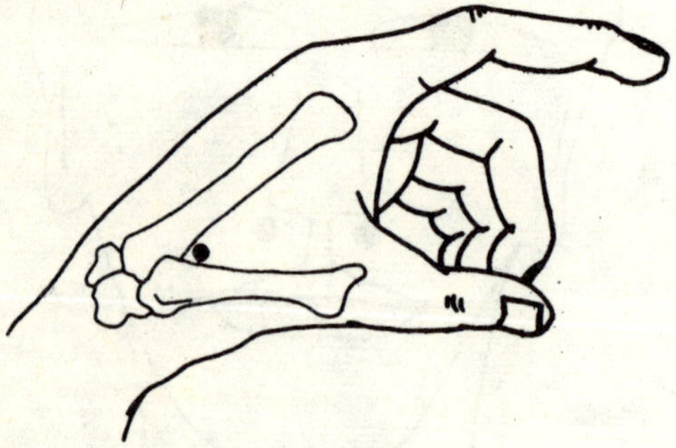

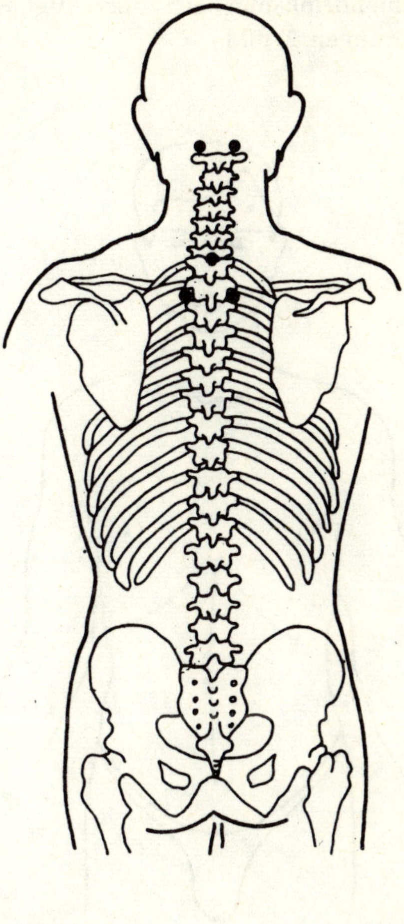

# Schwindel (Menière-Syndrom)

*12 Ren Mai:* In der Mitte zwischen Nabel und Brustbeinspitze.
*36 Magenmeridian:* 4 Finger breit unterhalb der Kniescheibe, 2 Finger breit vom Schienbeinkamm nach außen. (Vgl. Abbildung auf Seite 159, Sehstörungen, 2. Bild.)

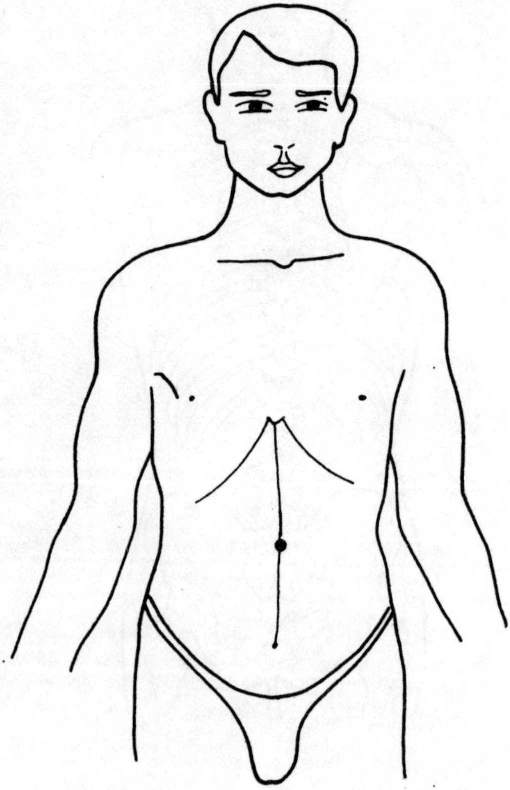

*19 Dünndarmmeridian:* Zwischen Kiefergelenk und Ohrläppchen.
*17 Dreifacher Erwärmer:* In dem Grübchen, das sich beim Öffnen des Mundes zwischen Ohrläppchen und Warzenfortsatz bildet.

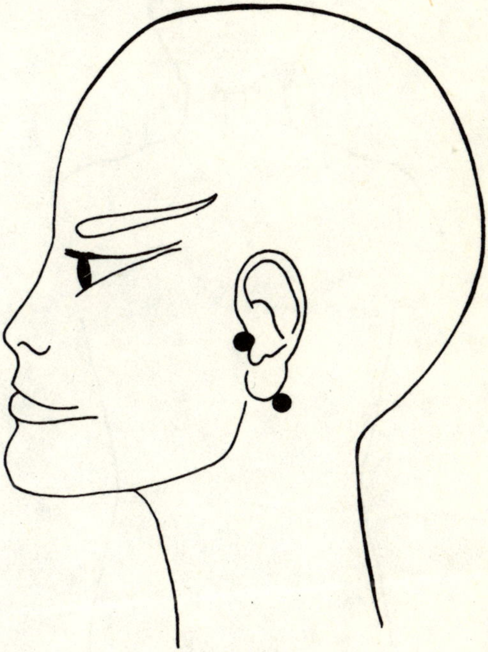

*20 Gallenblasenmeridian:* 1 Daumen breit unter dem Hinterhaupt und 2½ Finger breit beidseits der Mittellinie.

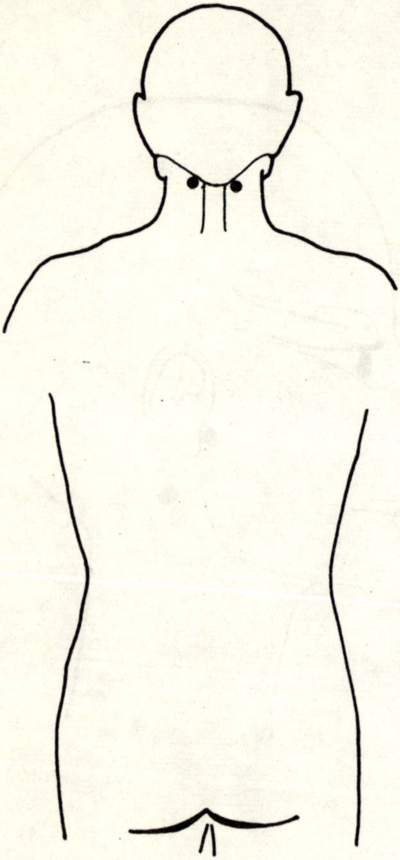

*18 Blasenmeridian:* Auf der Querlinie zwischen neuntem und zehntem Brustwirbel 1½ Daumen breit beidseits der Mittellinie.

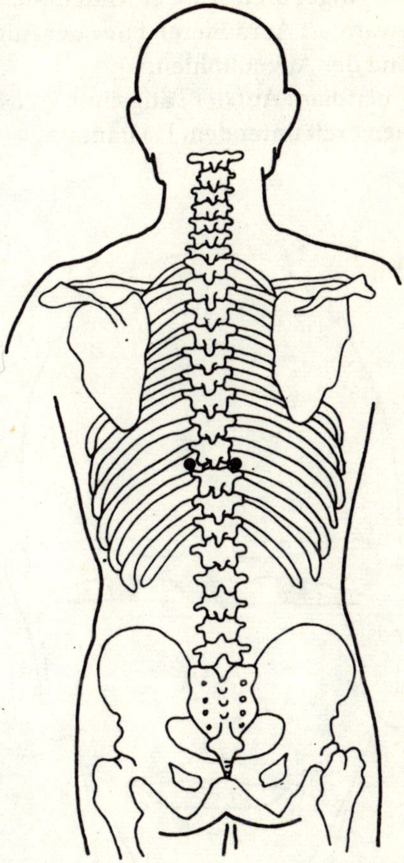

## Sehstörungen

Örtliche Behandlungspunkte (Magnete über Nacht belassen):

2 Blasenmeridian: Am Anfang des Augenbrauenbogens unterhalb der Brauen ½ Finger breit von der Mittellinie.
23 Dreifacher Erwärmer: Am äußeren Ende der Augenbrauen auf dem äußeren Rand der Augenhöhlen.
13 Gallenblasenmeridian: Auf der Längslinie vom äußeren Brauenende ½ Daumen breit unter dem Haaransatz.

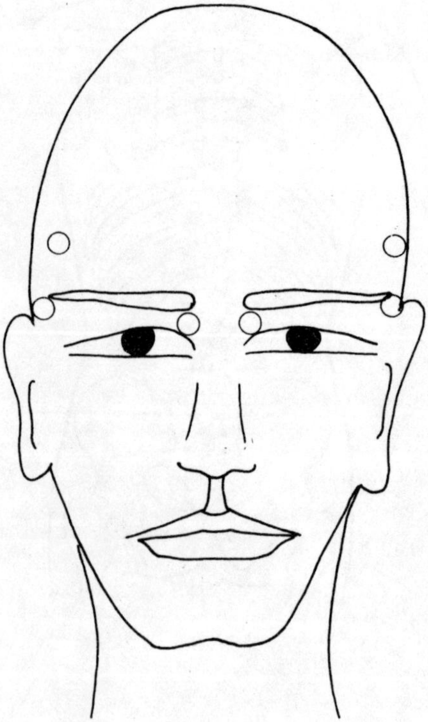

Fernpunkte:

*4 Dickdarmmeridian:* Im Winkel zwischen den beiden ersten Mittelhandknochen (Daumen und Zeigefinger).
*36 Magenmeridian:* 4 Finger breit unterhalb der Kniescheibe und 2 Finger breit vom Schienbeinkamm nach außen.

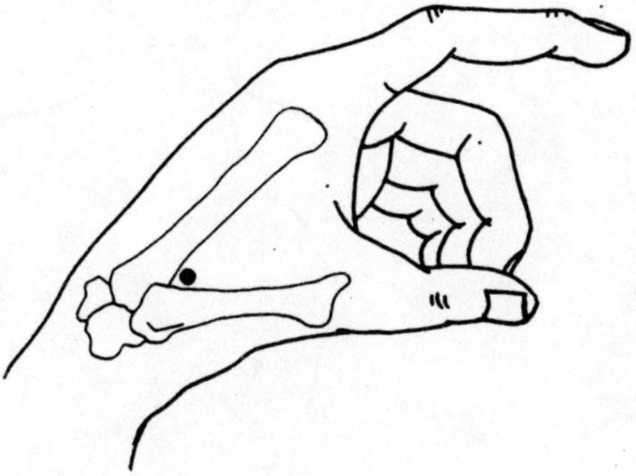

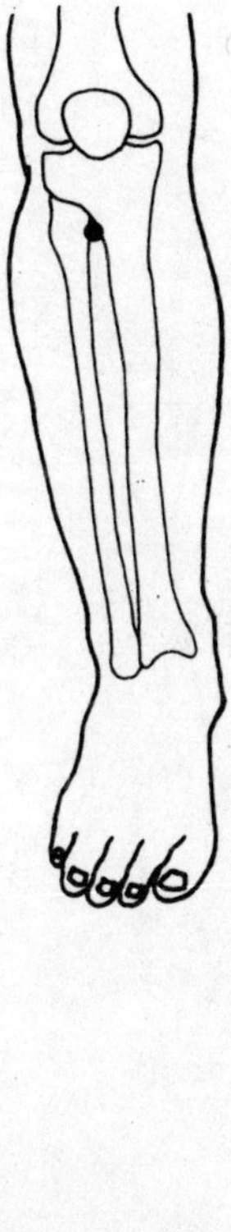

18 Blasenmeridian: Auf der Querlinie zwischen neuntem und zehntem Brustwirbel 1½ Daumen breit beidseits der Mittellinie. *20 Gallenblasenmeridian:* 1 Daumen breit unter dem Hinterhaupt und 2½ Finger breit beidseits der Mittellinie.

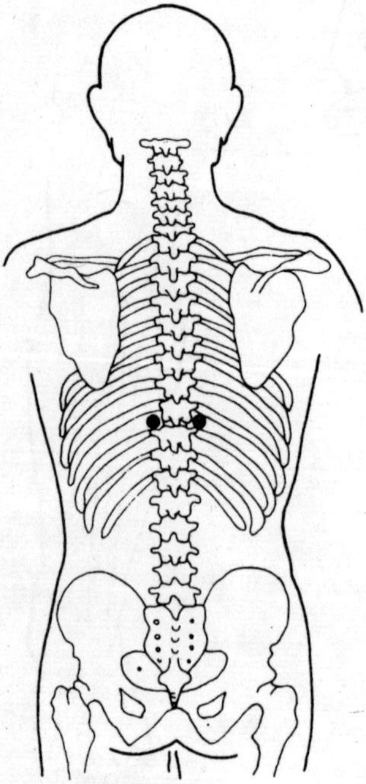

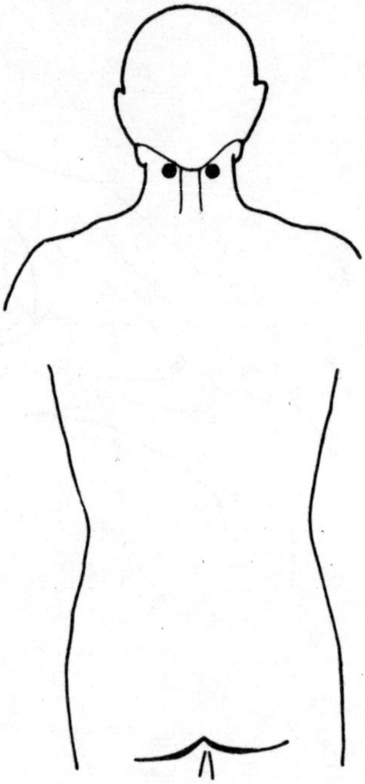

# Verdauungsbeschwerden

Örtliche Behandlungspunkte:

*12 Ren Mai:* In der Mitte zwischen Nabel und Brustbeinspitze.
*21 Nierenmeridian:* 6 Daumen breit oberhalb des Nabels in Höhe der Verbindung zwischen sechster und siebter Rippe 1 Finger breit rechts und links der Mittellinie.

Sie können außerdem alle schmerzhaften Punkte auf dem unpaaren Gefäß Ren Mai behandeln, das die Mittellinie der vorderen Körperseite einnimmt, vor allem die Punkte zwischen Nabel und Brustbein.

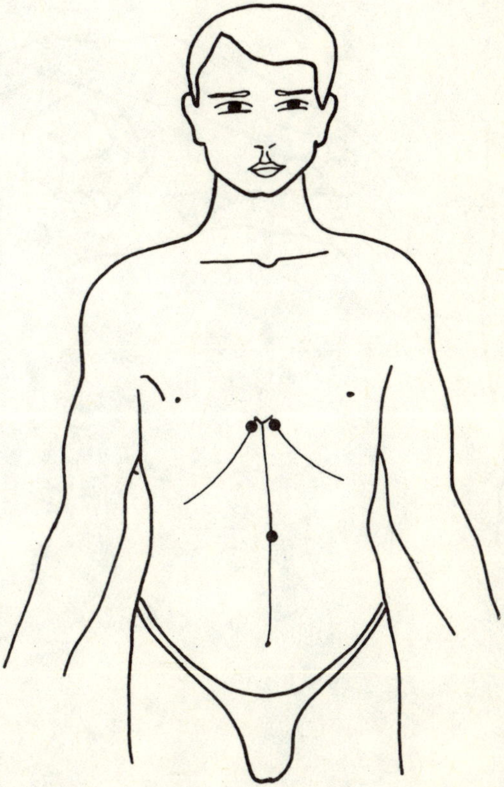

Fernpunkte:

*36 Magenmeridian:* 4 Finger breit unterhalb der Kniescheibe und 2 Finger breit vom Schienbeinkamm nach außen.
*4 Milzmeridian:* An der Innenseite des Fußes direkt unterhalb des unteren Sprunggelenks.
*4 Dickdarmmeridian:* Im Winkel, den die beiden ersten Mittelhandknochen (Daumen und Zeigefinger) bilden.

Sie können auch die schmerzhaften Punkte unter den Punkten 18, 19, 20 und 21 des Blasenmeridians behandeln. Sie liegen auf dem Rücken 1½ Daumen breit von der Mittellinie bzw. auf der

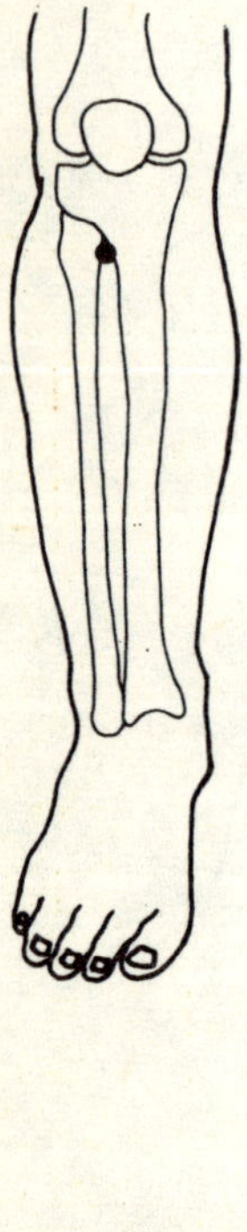

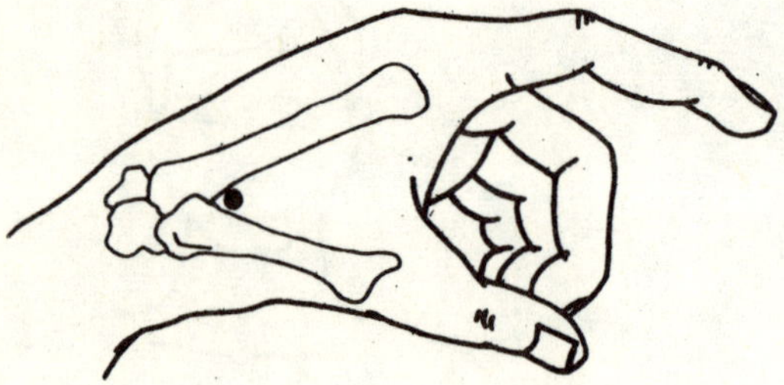

Horizontale zwischen dem neunten und zehnten Brustwirbel, dem zehnten und elften Brustwirbel, dem elften und zwölften Brustwirbel sowie zwischen dem zwölften Brustwirbel und dem ersten Lendenwirbel.

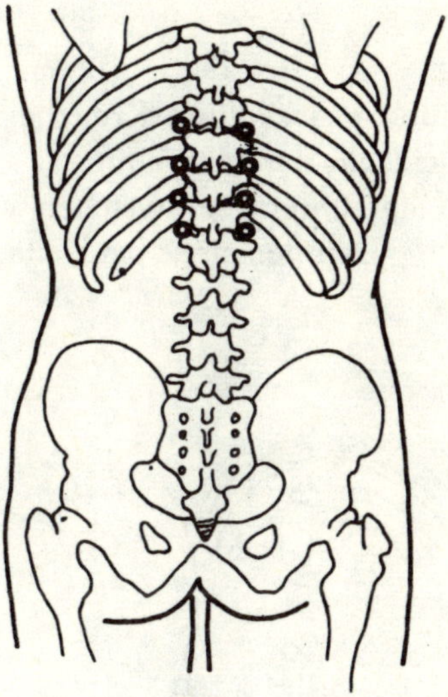

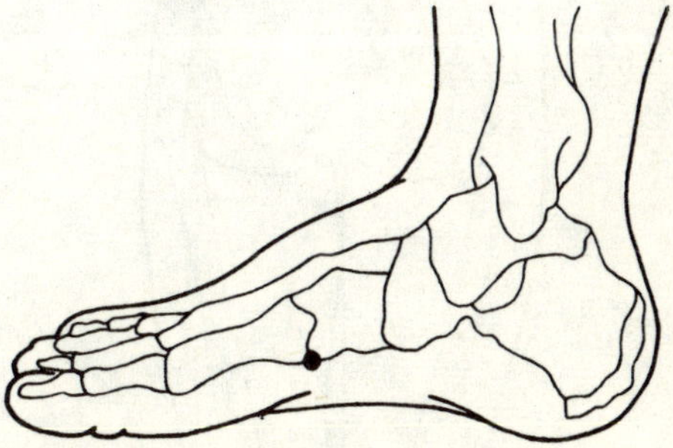

# Verstopfung

Örtliche Behandlungspunkte auf dem Bauch:

*25 Magenmeridian:* Querlinie über dem Nabel, 2 Daumen breit rechts und links der Mittellinie.
*5 Ren Mai:* Auf der Mittellinie 2 Daumen breit unterhalb des Nabels.

Auf dem Rücken:

*28 Blasenmeridian:* In Höhe des zweiten Kreuzbeingrübchens ungefähr 4 Finger breit beidseits der Mittellinie.
25 Blasenmeridian: Auf der Querlinie zwischen viertem und fünftem Lendenwirbel, 1½ Daumen breit beidseits der Mittellinie.

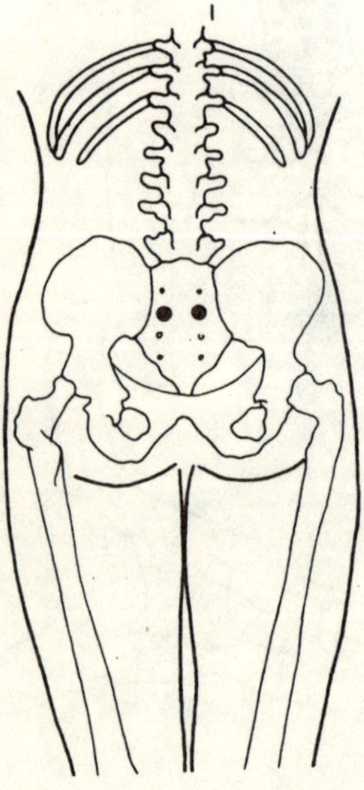

Fernpunkte

*36 Magenmeridian:* 4 Finger breit unterhalb der Kniescheibe und 2 Finger breit vom Schienbeinkamm nach außen.
*6 Milzmeridian:* Auf der Innenseite des Unterschenkels gegen den hinteren Rand des Schienbeins 4 Finger breit oberhalb des Innenknöchels (nicht während Schwangerschaft behandeln).
34 Gallenblasenmeridian: Auf der Außenseite des Unterschenkels in dem Grübchen unterhalb des Wadenbeinköpfchens.

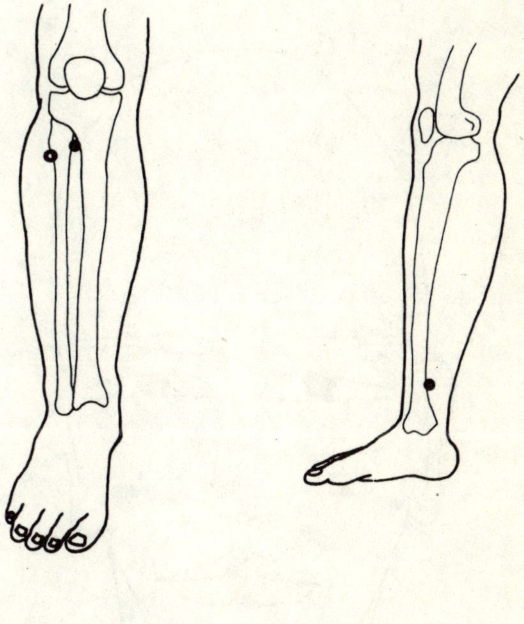

# Zahnschmerzen

Örtliche Behandlungspunkte (je nach Sitz des Übels):

20 Dickdarmmeridian: ½ Finger breit von den Nasenflügeln etwas oberhalb der Querlinie unterhalb der Nasenspitze.
18 Dünndarmmeridian: Am Schnittpunkt zwischen äußerem Augenwinkel und einer Querlinie durch den unteren Rand der Nase.
3 Magenmeridian: Zwischen dem Winkel von Unterkiefer und Ohrläppchen (in dem Grübchen, das beim Öffnen des Mundes entsteht).

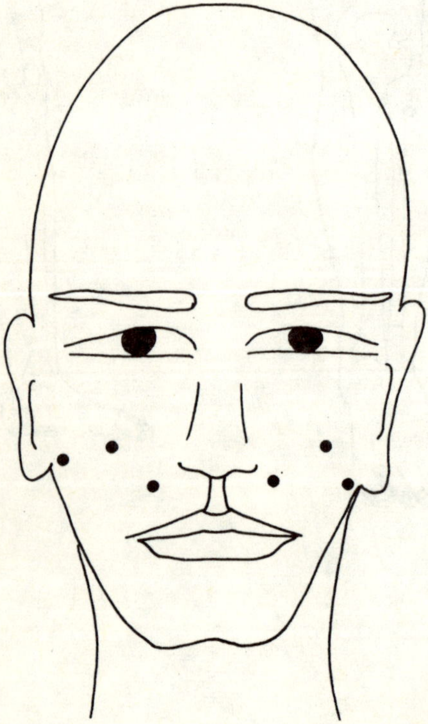

Fernpunkte:

4 Dickarm: Im Winkel zwischen den beiden ersten Mittelhandknochen (Daumen und Zeigefinger).
44 Magenmeridian: ½ Daumen breit hinter dem Winkel, den zweite und dritte Zehe bilden, mehr zur zweiten Zehe hin.
3 Dreifacher Erwärmer: 2 Daumen breit von der Handwurzelfalte zwischen Elle und Speiche auf der Rückseite des Unterarms.

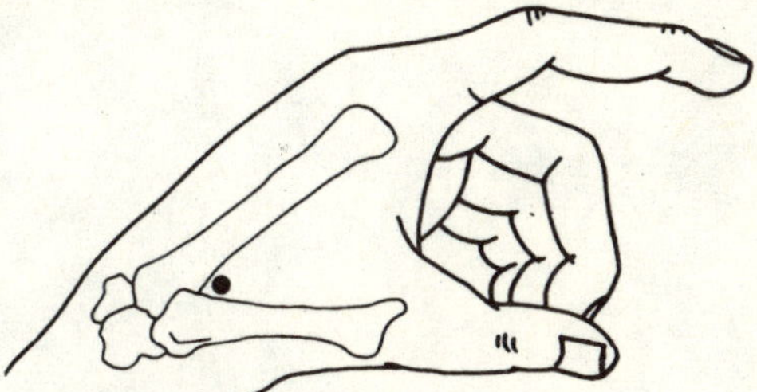

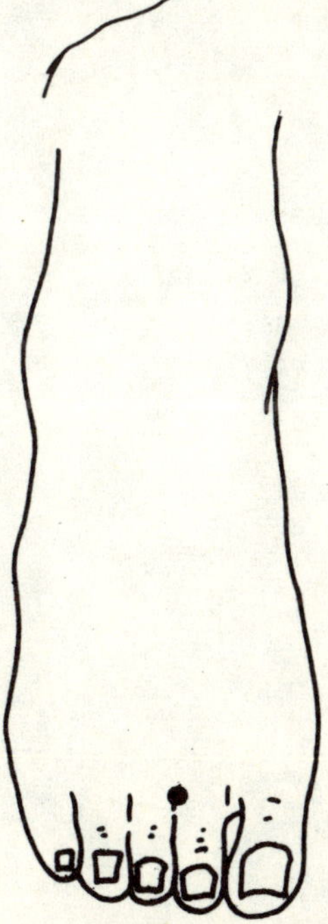

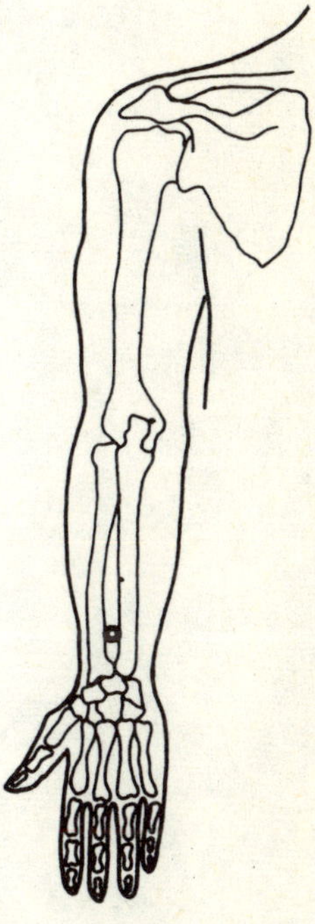

# Hinweise für den Arzt

Der Akupunkturarzt, der die sogenannte Große Akupunktur ausübt, kann die Magnete wesentlich vielseitiger nutzen, als im praktischen Teil dieses Buches beschrieben ist. Er muß bei seinen therapeutischen Maßnahmen alle wesentlichen Energiegesetze der Akupunktur berücksichtigen: Kreislauf der Energie, Gleichgewicht zwischen Yin und Yang, Leere und Fülle, Schutz der Organe und Eingeweide usw.

Die Magnetopunktur wird somit oft sehr hilfreich sein, um Kinder (meist haben Kinder unter 7 Jahren Angst vor den Nadeln) und Personen zu behandeln, die auf die Nadelung zu empfindlich reagieren – vor allem Menschen mit einer Übererregbarkeit des Nervensystems oder nach Bestrahlungen (Kobaltbombe oder Röntgenstrahlen). In diesen Fällen müssen die Magnete sogar mit großer Vorsicht und in nur geringer Zahl angewandt werden. Bei bestrahlten Patienten erfolgt die Behandlung von Fernpunkten aus unter Vermeidung der bestrahlten Felder. Man kann freilich die Akupunktursitzung selbst mit Magneten anstelle von Nadeln durchführen. Wie bereits diskutiert wurde, ist die Wirkung eines Magnetfeldes und der Nadelung bei einem Akupunkturpunkt jedoch nicht identisch. Man kann andererseits, je nachdem eine tonisierende oder expandierende Wirkung erwünscht ist, den Pluspol oder den Minuspol eines Magnetes benutzen. (Nota bene: bei den Tai-ki-Acu-Dot-Magnetpflastern liegt der Nrdpol der Haut zugewandt.)

Um das Gleichgewicht zwischen Yin und Yang wiederherzustellen, sind die Hauptpunkte von Yin und Yang geeignet, die man auch entsprechend den Harmoniegesetzen von Yin-Yang nach Issoujen behandelt.

Es ist stets lohnend, die unpaaren Gefäße zu beeinflussen, vor allem über ihren Schlüsselpunkt oder über die Hauptpunkte der

Energieübertragung. Auf die Akupunkturpunkte wirken die Magnete eher »bahnend« im Sinn einer Energieübertragung als tonisierend oder expandierend in bezug auf Yin und Yang.

Das Gesetz der fünf Elemente, das Gleichgewicht der Energie der Organe nach dem Cheng-Zyklus oder dem Ko-Zyklus kann mit den Magneten ebenfalls sinnvoll genutzt werden: Je nach Jahreszeit, indem man den jahreszeitlichen Punkt der Tonisierung oder Expansion wählt, der unabhängig von der Stimulierungsmethode wirkt; nach dem Cheng-Kreislauf, um dem Organ Energie zuzuführen oder nach diesem Kreislauf seine Energie zu verringern. Die Punkte für den Schutz der Elemente gegen die im Ko-Kreislauf angreifenden Elemente können ebenfalls mit Magneten behandelt werden.

Die für die Behandlung gestörter Energie auf einem Hauptmeridian definierten Punkte und die Einflußpunkte der »Drei brennenden Räume« sind ebenfalls für die Magnettherapie geeignet (allerdings mit Ausnahme der Ting-Punkte an den Finger- oder Zehenspitzen, wo man natürlich keine Magnete befestigen kann).

Die Behandlung psychischer Krankheiten – bei Patienten, die keine Nadeln vertragen – kann auch mit der Magnetopunktur eingeleitet werden, entweder nach dem Gesetz der fünf Elemente und der viszeralen Ganzheit oder durch Einwirkung auf spezifische Punkte.

Somit können Magnete in bestimmten Fällen anstelle der Nadeln angewandt werden, wie man sich auch der manuellen oder elektrischen Stimulierung oder der Moxibustion bedient, wobei jede Methode ihre spezifische Wirkung besitzt.

Die Magnete können auch die Wirkung einer Akupunktursitzung verlängern und werden zu diesem Zweck auf den wichtigsten gerade genadelten Punkten angebracht. Das Magnetfeld verlängert dann während einiger Tage die Wirkung der Nadel und begünstigt auf diese Weise die Herstellung eines neuen Gleichgewichts nach der Sitzung.

# Schlußbemerkungen

Die Anwendung von Magneten auf Akupunkturpunkten ist ein neuartiges Verfahren, das eine Brücke schlägt zwischen der Jahrtausende alten Methode der Akupunktur, der seit über hundert Jahren bekannten Magnettherapie und modernen Strömungen: Interesse für naturheilkundliche Verfahren und ein neues Verständnis magnetischer Phänomene und der Wirkungsweisen der Akupunktur. Im übrigen hat die Anwendung von Magnetfeldern den Vorzug, daß es sich um eine einfache, ungefährliche und preiswerte Methode handelt. Die Magnete sind eine wertvolle Hilfe für den Therapeuten, sei er Akupunkteur oder Masseur/ Bewegungstherapeut, und gleichzeitig eine Möglichkeit für jeden Laien, Alltagsbeschwerden wirksam zu lindern.

Die in diesem Buch dargestellten konstanten Beziehungen zwischen den Punkten des Ungleichgewichts innerer Organe mit ihrem psychischen Korrelat und den Projektionspunkten auf der Körperoberfläche werden durch die Magnetopunktur nachgewiesen, die nicht nur wirksam, sondern auch philosophisch begründbar ist. Analyse und therapeutischer Gestus bewegen sich hier gleichsinnig, während sie in der derzeitigen westlichen Medizin weit voneinander entfernt sind: Man kuriert an Symptomen herum, ohne die Wurzel des Übels zu kennen; oder man versucht die Ursache der Symptome zu begreifen, aber die Analyse bleibt ohne Folgen.

Natürlich sind wir uns bisher weder über die Wirkungsweise eines auf die Körperoberfläche plazierten polarisierten Magnetfeldes noch über die komplizierten Energieschwankungen, die über die Stimulierung der Akupunkturpunkte im menschlichen Organismus ausgelöst werden, gänzlich im klaren. Neuere Untersuchungen etwa über die Beziehungen zwischen Akupunkturgesetzen und Chronobiologie oder über den Einfluß von

Schwankungen des Erdmagnetfeldes auf die Krankheiten in unserem Jahrhundert ebenso wie die einfache Handhabung und die günstige Wirkung der Magnete lassen aber voraussehen, daß das Interesse an diesem therapeutischen Novum unaufhaltsam zunehmen wird.

# Literaturhinweise

Duke, M.: *Akupunktur. Chinas heilende Nadeln.* Scherz Verlag, Bern und München 1973.

Hill, Ann (Hrsg.): *Illustriertes Handbuch alternativer Heilweisen.* Hermann Bauer Verlag, Freiburg im Breisgau 1979.

Voss, H., und Herrlinger, R.: *Taschenbuch der Anatomie.* 9. Auflage, G. Fischer Verlag, Stuttgart 1957.

Hinweise auf internationale Literatur

Barnothy: »Biological Effects of Magnetic Fields«. University of New York 1964.

Davis und Rawls: *Magnetism and its Effects on the Living System.* Exposition Press, New York 1974

Davis und Rawls: *The Magnetic Effect.* Exposition Press, New York 1974.

Durville, H.: *Pour combattre les maladies par l'application de l'aimant.* Nouvelle Edition, Perthuis 1971.

Nakagawa, K.: *Compilation of Literature on »Magnetic Fields and Living Bodies«.* 4. November 1974. (K. Nakagawa, M. D., Director, Isazu Hospital, Tokyo, Japan.)

Sierra und Bhattacharya: *Power in a Magnet to Heal.* Bhattacharya, Indien, 1976.

Yamada, Akio, und Hirose, Shuwishi: »A Study on the Treatment Effects of Magnetic Necklaces and their Influence on Living Bodies«. Internal Physiotherapy School, Medical Faculty, University of Tokyo, 1976.

Hermann Bauer Verlag · Freiburg im Breisgau

Stefan Kappstein

*An-mo*

Die chinesische Mikromassage

120 Seiten mit 109 Zeichnungen, kartoniert

Der chinesischen Medizin liegt eine ganzheitliche Vorstellung von Seele, Geist und Körper zugrunde. Krankheit versteht sie als Störung des Energiehaushalts, der sich durch Akupunktur, Moxatherapie oder – gefahrloser und billiger – durch An-mo neu verteilen und harmonisieren läßt.
Schon vor Jahrtausenden entdeckten chinesische Heilkundige rätselhafte »Löcher« im Spannungsfeld der Haut, die sogenannten Akupunkte. Der Autor beschreibt, unterstützt durch anschauliche Zeichnungen, über einhundertzwanzig der wichtigsten Punkte, die durch Daumendruck, Reiben, Schieben oder Drehen mit einem Bambusstäbchen behandelt werden können, wodurch die Linderung oder Heilung akuter Schmerzen oder chronischer Krankheiten durch Selbstbehandlung möglich ist. Stefan Kappstein erläutert das Netzwerk der Meridiane und die Besonderheiten der chinesischen Diagnose, bevor er Anweisungen zur meditativen Selbsterfahrung und zur geistigen Mobilisierung innerer Heilungskräfte gibt. Würden wir diese geistigen Kräfte besser entfalten, könnte mancher operative Eingriff oder eine verordnete Chemotherapie unterbleiben. Ergänzend nennt der Autor zahlreiche erprobte Mittel der europäischen Homöopathie und der Kräuterkunde, die die vorbeugende oder heilende Wirkung der An-mo-Massage unterstützen.

Hermann Bauer Verlag · Freiburg im Breisgau